JN245287

A Beginner's Guide
to Lung Auscultation

Web 音源・動画付

この１冊から
はじめる

肺聴診の手引き

編集
肺音（呼吸音）研究会

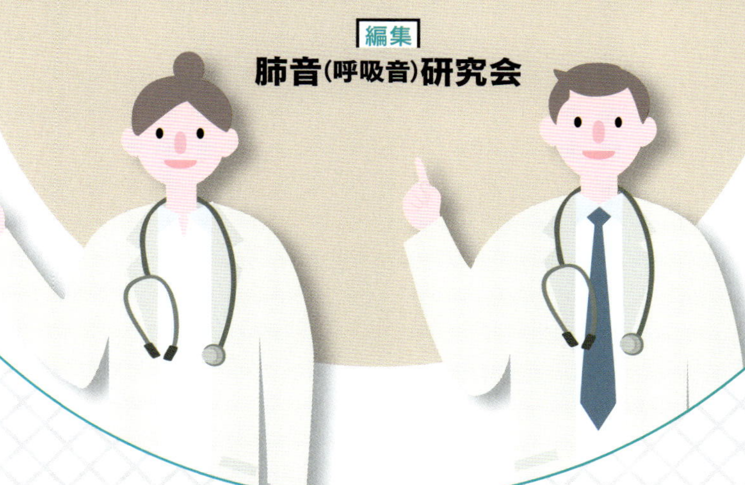

南江堂

■編　集

肺音（呼吸音）研究会

■執筆者（執筆順）

工藤　翔二	日本医科大学 名誉教授
中野　　博	国立病院機構福岡病院呼吸器内科
長坂　行雄	洛和会京都呼吸器センター 参与／洛和会学術支援センター センター長
米丸　　亮	永寿総合病院柳橋分院 院長
田坂　定智	弘前大学呼吸器内科 教授
皿谷　　健	杏林大学呼吸器内科 教授
清川　　浩	田園調布呼吸器・内科クリニック 院長
高瀬　眞人	日本医科大学多摩永山病院小児科

序文

聴診は視診，触診とともに身体診察の根幹をなすものです．しかし，画像検査やエコー検査の発達とともに，その多くが重要性を持たなくなりました．かつては聴診で確認することを教えられた甲状腺腫大や肝腫大などの重要な所見も，現在は画像検査とエコー検査で明確に測定できます．また，心音で収縮期の駆出性雑音か逆流性雑音かなどの区別がつかない場合も，エコー検査が簡単に答えを教えてくれます．

しかし，**肺の聴診**はそうはいきません．喘息発作でウィーズがあっても画像では何の異常もありません．聴診をすれば，音が濁っている（ポリフォニック）か澄んでいる（モノフォニック）かで治療選択まで可能です．肺炎は画像検査で診断できますが，病状の推移は毎日胸部X線を撮らなくても聴診で分かります．間質性肺炎でも悪化や改善はCT画像以上の精度で聴診所見に現れます．肺の聴診は，画像や血液検査でも得られない生体情報を瞬時に得られる技術でこれまで以上に有用性が高まっています．

1983年から続く肺音（呼吸音）研究会が主体でまとめた書籍『聴いて見て考える肺の聴診』の出版（アトムス出版，2014年）から10年以上が経過し，研究会で毎年開催している「肺聴診セミナー」も2025年で15回目を迎えます．そこで，これまでに蓄積された肺の聴診に関する知識と教育資料を分かりやすくまとめ，肺聴診のガイドブックを作ることになりました．

セミナーの講師が分担して執筆しましたが，長年わが国だけでなく世界の肺音研究をリードしてこられた工藤翔二先生には聴診の歴史や肺音の発生メカニズムを，肺音解析の第一人者である中野博先生には聴診器の選び方と肺音解析の理論から最新の機器までをご紹介いただき，とくに中野先生が開発された実用性が高い簡便解析ソフトも紹介されています．また，聴診のしかた，他の身体所見は長坂が担当しました．さらに，典型的な肺音に関して，肺音別・疾患別に幅広く豊富な症例を交えながら，これまで肺音研究を推進されてきた米丸亮先生，田坂定智先生，皿谷健先生，清川浩先生，高瀬眞人先生にお示しいただきました．とくに米丸先生は，南江堂から看護師やメディカルスタッフ向けの音質の素晴らしい肺聴診のテキストを出版されていますが，本書にもその音源を使うことをお許しいただきました．厚くお礼申し上げます．

本書の執筆陣は，すでに肺音のテキストや論文を多数執筆し，またWebでも連載されていますが，そのエッセンスを分かりやすく，コンパクトにおまとめいただきました．さらに，南江堂のみなさまの多大なご支援もあって読みやすくハンディなカラーのガイドブックができました．コンパクトですが最新の内容を盛り込み充実した，すぐに医療現場で使えるテキストに仕上がりました．ぜひ多くの医療関係者にお使いいただきたいと思います．

2025年3月

肺音（呼吸音）研究会会長　長坂行雄

Contents

Web 音源・動画サービスに関するご案内

- 本書に掲載されている聴診所見等は，南江堂ホームページにおいて音源・動画として視聴・閲覧いただけます．
- 下記の QR コードまたは URL の Web サイトにアクセスし，パスワードを入力してください．一覧からご希望の音源・動画を選択することにより，音源・動画が再生されます．

https://www.nankodo.co.jp/secure/9784524210411_index.aspx

パスワード

動画閲覧上の注意事項

- 本音源・動画の配信期間は，本書最新刷発行日より５年間を目途とします．ただし，予期しない事情により，その期間内でも配信を停止する可能性があります．
- パソコンや端末の OS バージョン，再生環境，通信回線の状況によっては，音源・動画が再生されないことがあります．
- パソコンや端末の OS，アプリケーションの操作に関しては，南江堂は一切サポートいたしません．
- 本音源・動画の閲覧に伴う通信費などはご自身でご負担ください．
- 本音源・動画に関する著作権はすべて南江堂にあります．音源や動画の一部または全部を，無断で複製，改変，頒布（無料での配布および有料での販売）することを禁止します．

本書内で用いられているマークについて

- 音源・動画のある項目については，目次および本文に「音源マーク」 あるいは「動画マーク」 がついています．
- 「聴診器マーク」 では，聴診教育クラウドシステム iPax（株式会社テレメディカ）を収録しています．iPax は自身の端末で心音，肺音の聴診学習が可能な学習システムで，実際の症例の音源を使用しています．画面で聴診部位を変更すると副雑音の聞こえ方も変化する，より実践的な教育ツールです．

https://telemedica.sakura.ne.jp/3sp-lp/ipax-lp/

Web 音源・動画タイトル一覧

I

肺聴診の歩み

肺聴診の歩み

a　Laennec に始まる聴診器

聴診器は，1816年，フランスのLaennec（ラエンネック）によって発明され（図 1），1 本の木製の筒でシリンダーとも呼ばれた．Laennec は，この聴診器を使って，1819 年に「間接聴診法」という本を出版し（図 2），聴診で聴かれる音を 4 つに分類した（表 1）．この分類が，現在の肺聴診音の基本になっている．

b　英国から米国へ，ドイツから日本へ伝わった

フランスで生まれた肺聴診学は，まもなく英語に翻訳されて英国，やがて米国に伝わる（図 3）．その時，とんでもないことが起こった．Laennec は，すべてのラ音を râle と表現し，同義語としてラテン語である rhonchi という言葉も使っていた．しかし，英語に翻訳した John Forbes は断続性の音［現在の crackles（クラックル)］を rales（ラール）とし，連続性の音を rhonchi（ロンカイ）と分けてしまったのだ（図

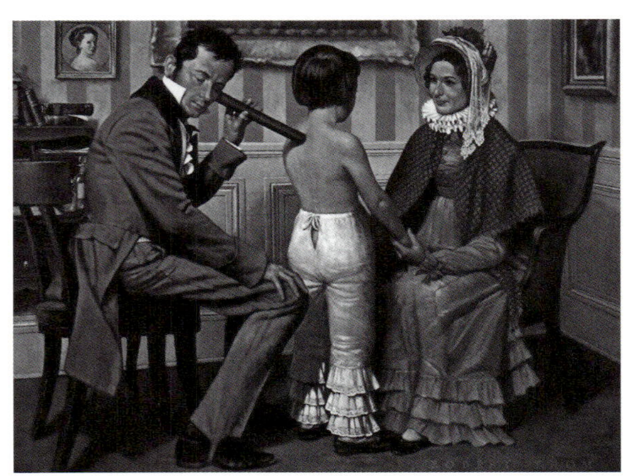

図 1　聴診器を使う Laennec
［The History of Medicine presented by the Parke Davis & Company. paintings by Robert A.Thom］

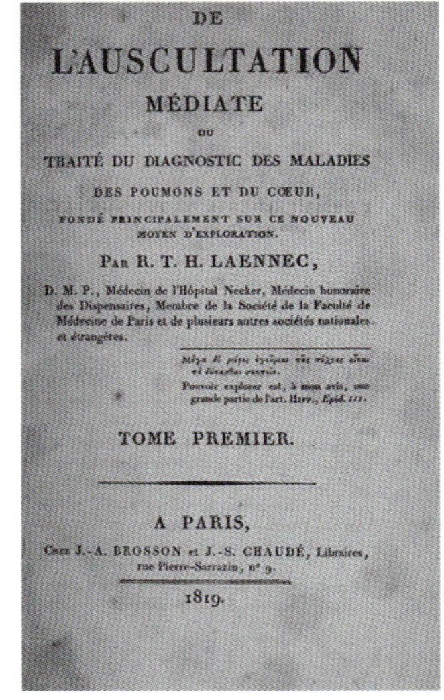

DE
L'AUSCULTATION
MÉDIATE
OU
TRAITÉ DU DIAGNOSTIC DES MALADIES
DES POUMONS ET DU CŒUR,
FONDÉ PRINCIPALEMENT SUR CE NOUVEAU MOYEN D'EXPLORATION.
PAR R. T. H. LAENNEC,
D. M. P., Médecin de l'Hôpital Necker, Médecin honoraire des Dispensaires, Membre de la Société de la Faculté de Médecine de Paris et de plusieurs autres sociétés nationales et étrangères.

Pouvoir explorer est, à mon avis, une grande partie de l'art. HIPP., Epid. III.

TOME PREMIER.

A PARIS,
CHEZ J.-A. BROSSON et J.-S. CHAUDÉ, Libraires, rue Pierre-Sarrazin, n° 9.
1819.

図 2　「間接聴診法」（初版，1819 年）

表 1　Laennec の 4 つのラ音

le râle muqueu ou gargouillement（coarse crackles，水泡音）
le râle humide ou crépitation（fine crackles，捻髪音）
le râle sibilant sec ou sifflement（wheezes，笛(様)音）
le râle sec sonore ou ronflement（rhonchi，いびき(様)音）

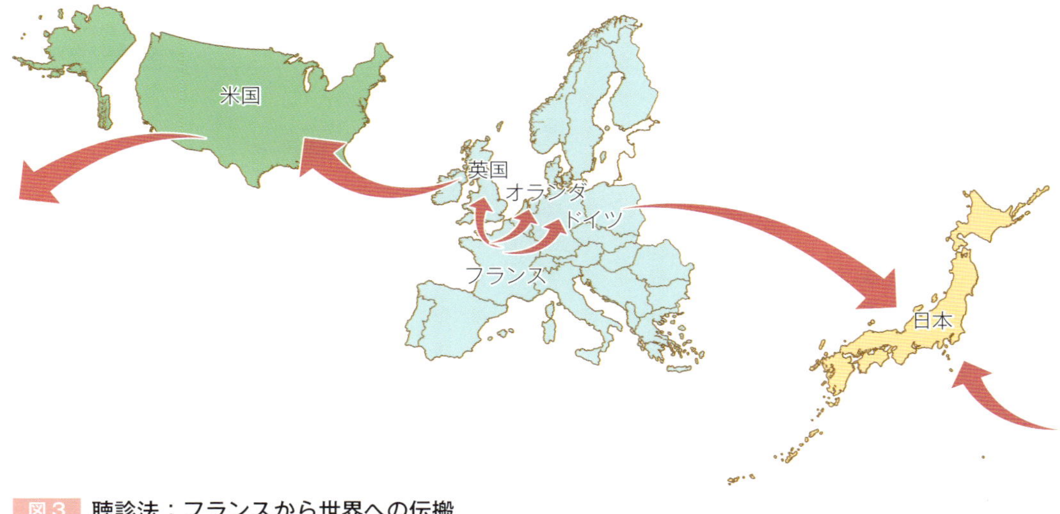

図3 聴診法：フランスから世界への伝搬

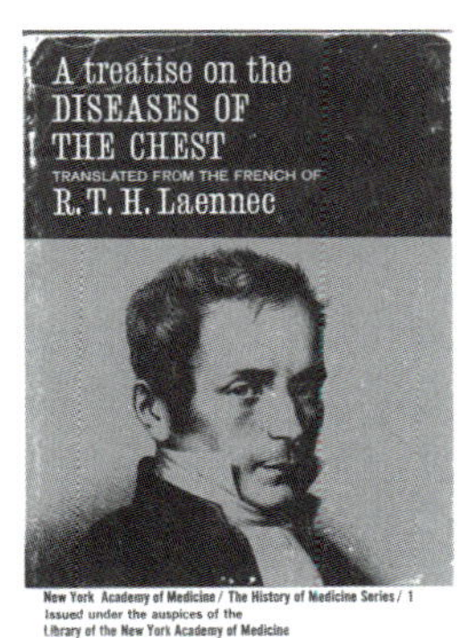

図4 Forbesによる英訳本（1821年）

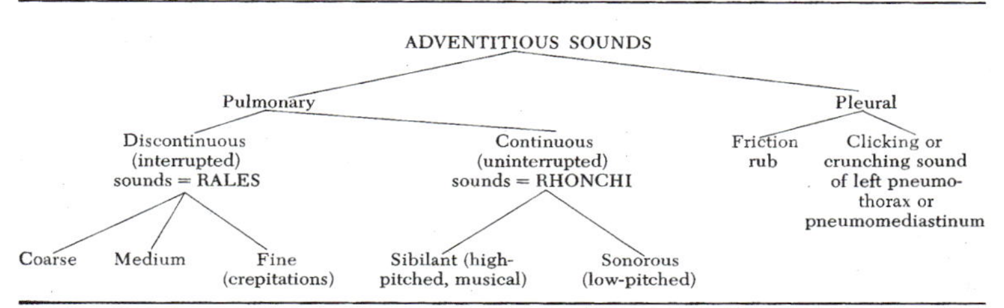
PHYSICAL EXAMINATION 289

Table 3–1. A Classification of Adventitious Sounds that Is Simple and Widely Used

ADVENTITIOUS SOUNDS
- Pulmonary
  - Discontinuous (interrupted) sounds = RALES
    - Coarse
    - Medium
    - Fine (crepitations)
  - Continuous (uninterrupted) sounds = RHONCHI
    - Sibilant (high-pitched, musical)
    - Sonorous (low-pitched)
- Pleural
  - Friction rub
  - Clicking or crunching sound of left pneumothorax or pneumomediastinum

図5 150年間使われた英米の用語（Fraser & Pareの教科書，1977年から）

［Fzaser RG, Pare JAP：Diagnosis of Diseases of the Chest. WB Saunders, Philadelphia, 1977］

4)．以来150年間，英国や米国では，1970年代末に用語の見直しが行われるまで，このような分類でラールとロンカイが使い分けられてきた（図5）．

日本ではまったく事情が違う．日本の用語は明治時代にドイツから輸入され，それを日本語に翻訳したものが長い間使われてきた．そこでは，断続性の音（現在のクラックル）を湿性ラ音（ドイツ語でfeuchte Rasselgeräushe），連続性の音を乾性ラ音（ドイツ語でtrockene Rasselgeräushe）というドイツ流の使い方が，1970年代まで続いてきた．ドイツ流の使い方で今も残っている用語がある．それは「ラ音」である．もともとは，ドイツ語のラッセル音（Rasselgeräushe，Rasseln）が省略されたものである．これは，Laennecが4種類の音をすべてrâleと表現したことに似ている．

一方，日本のラ音やLaennecのrâleに当てはまらない音もある．胸膜摩擦音などである．これは，Laennecも，英米学派もドイツ学派も共通している．それでは，ラ音や胸膜摩擦音などを包含する音をどのように表現しているのだろうか．Laennecはよ

	Japan	U.K.	Germany	U.S.	France	Time Expanded Waveform
Discontinuous						
Fine (high pitched, low amplitude, short duration)	捻髪音	Fine crackles (=Fine rales/crepitations)	Feines Rasseln	Fine crackles	Râles crepitants	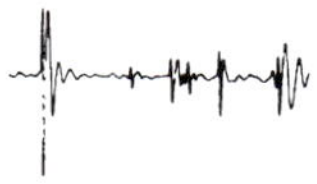
Coarse (low pitched, high amplitude, long duration)	水泡音	Coarse crackles (=Coarse rales/crepitations)	Grobes Rasseln	Coarse crackles	Râles bulleux ou Sous-crepitants	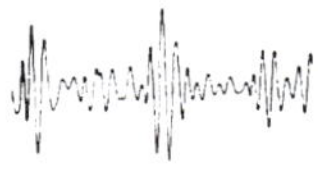
Continuous						
High pitched	ふえ(様)音	Wheezes (=High pitched wheezes/rhonchi)	Pfeifen	Wheezes	Râles sibilants	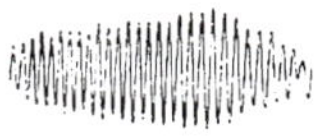
Low pitched	いびき(様)音	Rhonchi (=Low pitched wheezes/rhonchi)	Brummen	Rhonchus	Râles ronflants	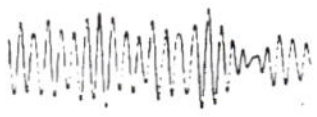

図 6　各国のラ音分類

「いびき(様)音」の天地逆転は原典のまま.

[Mikami R et al：Chest **92**：342-345, 1987 より引用]

そ者を意味する「エトランジェ（Étranger)」という言葉を使っていた. 英米では adventitious sounds, あるいは added sounds と呼び, ドイツでは Nebengräushe, 日本では副雑音という. いずれも, 聴診で普通は聴かれない「余計な（付け加わった)」という意味である. 聴診で通常聴かれる音がある. それは息をする時の音, すなわち「呼吸音（breath sounds)」である. 呼吸音以外の音を「副雑音」と呼び, その副雑音の中で胸膜などではなく肺（や気道）に由来する音が「ラ音」である. そして,「呼吸音」と「副雑音」を合わせた, 肺聴診で聴かれる音の全体を「肺音（lung sounds)」という.

c　1970 年代に始まる用語の統一

米国では, 1970 年代の末に用語の見直しが行われた. そこで登場したのが, 現在使われている英語の用語である. そして, 1985 年に日本（東京）で英, 米, 日, 独, 仏の 5ヵ国が集まって,「肺の聴診に関する国際シンポジウム」（三上理一郎会長）が開かれた. そこで提案されたラ音の用語は 2 年後の『Chest』誌[1] に掲載された（図 6). そして, 日本では図 7 のような肺聴診音の分類が提案され,『日本医師会雑誌』[2] に掲載された. これが現在, 日本の医師が使用している肺聴診の用語である.

d　肺聴診の科学

肺聴診を科学に変えたのは, 英国の Paul Forgacs である. 彼は 1978 年,『Lung Sounds』という書物（図 8）を出版し, 肺聴診の音を当時の呼吸生理学と結びつけて, 新しい科学としての肺音研究を提唱した. その流れの中で, 1976 年, 米国の Robert Loudon と「時間軸拡大波形」[3] を提唱した Raymond Murphy の 2 人は, 国際肺音学会（International Lung Sounds Association：ILSA）を設立し, 以来 36 年にわ

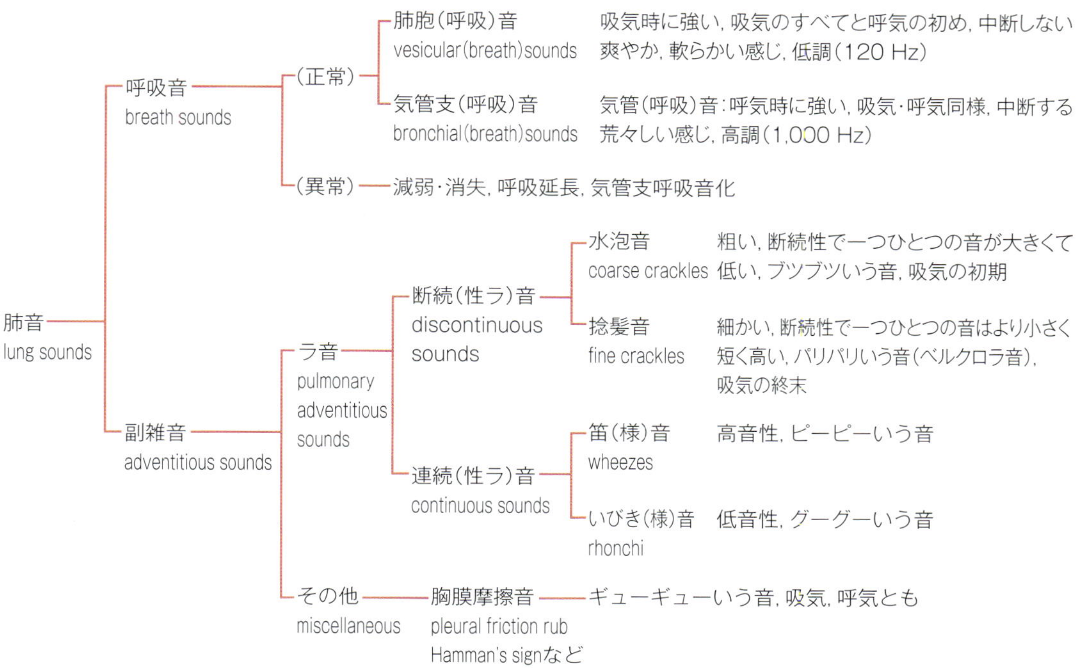

図7　現在の肺聴診で使われる肺音分類
［三上理一郎：日医師会誌 94：2050-2055，1985 をもとに作成］

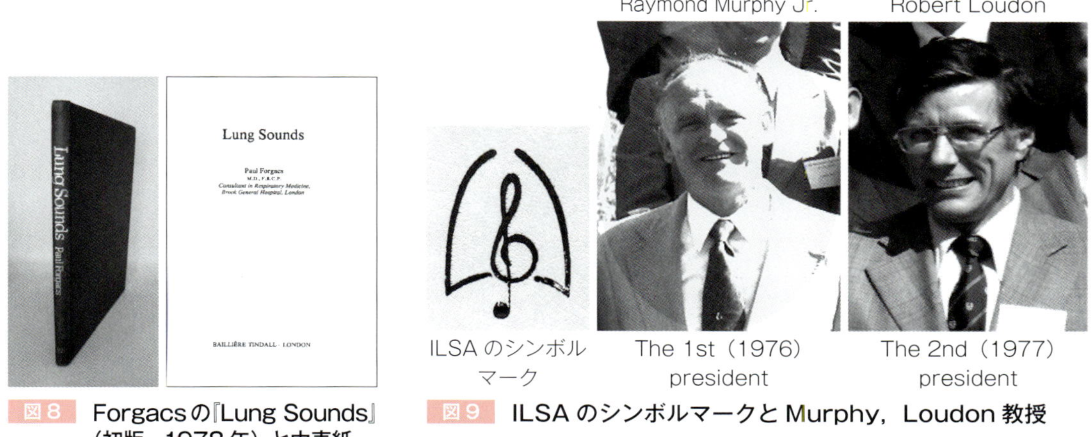

図8　Forgacsの『Lung Sounds』(初版，1978 年) と中表紙

図9　ILSA のシンボルマークと Murphy，Loudon 教授

たって毎年国際学会を世界各地で開催してきた(図9).

日本でも 1983 年に肺音(呼吸音)研究会が設立され，今日まで毎年研究会を開催している．この間に，世界で発表された英文論文は 1,000 篇以上を数える．以下では，一つひとつ文献を示すことはしないが，その成果をもとに肺聴診の科学を語ることにする．

e 肺音の由来

- 肺聴診で聴かれる音（肺音）の由来を知っておくことは，肺の中で何が起きているかを想像するために，とても大切である．知っておくべきことは，音の「発生のメカニズム」と「伝わり方（伝搬）」という２つの要素である（図 10）．

1）音の伝わり方

- まず，音が胸の中をどのように伝わるかを勉強しよう．
- 音の伝わり方には，２つの伝わり方がある．１つは，気道（気管や気管支）の中を，ちょうど聴診器の管の中を音が伝わるように伝わることである．音の速度は，おおよそ毎秒340 m である．空中を伝わる音の速度とあまり変わらない．重要なことは，この伝わり方（平面波）では音のエネルギーが弱くならないことである．そのため，太い気道で発生する音［喘息で聴かれる笛(様)音（wheezes：ウィーズ）やいびき(様)音（rhonchi：ロンカイ）など］は，気管上頸部でも，開いた口元でも聴くことができる．
- もう１つは，音が肺の中を広がりながら（球面波）肺を通して胸壁まで伝わる伝わり方である．空気中を音が広がりながら（無指向性に）伝わることと同じである．ここでは，音は距離の二乗に反比例して弱くなる．当然，音の発生源が胸壁から遠ければ小さくなる．肺には音の伝わる時に不思議な性質がある．高い音が伝わりにくく，低い音を伝えやすいという性質（高域遮断フィルターとも低域通過フィルターとも呼ばれる）があることである．正確には１オクターブ音が高くなると 12 dB 小さくなる[4]ともいわれる．そのうえ，伝わる音の速度は，空気中より遙かに遅く，毎秒数十メートルといわれる．1 kHz の音では毎秒 70～80 m ほどである[5]．さらに，この速度は高い周波数の音ほど早くなるという性質（逆分散といわれる）をもっている．これは，肺が粘弾性という生体特有の性質をもっているからである．

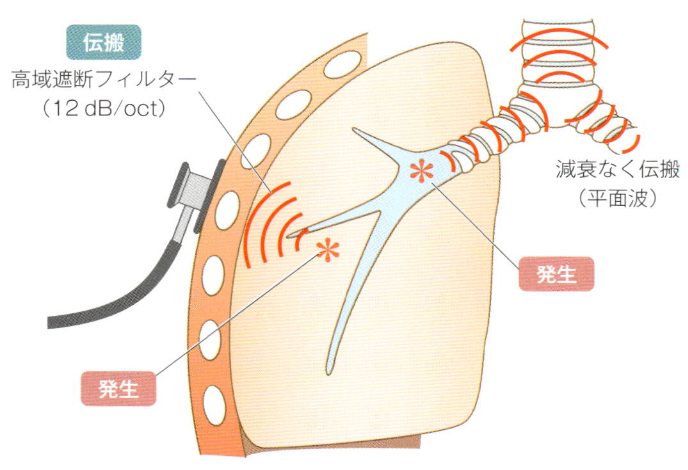

図 10　胸壁で聴く音の２つの要素

2）呼吸音（breath sounds）の発生と気流速度

胸部を聴診すると健常人でも聴かれる音がある．息をする時の音である．これを呼吸音（breath sounds）と呼んでいる．この呼吸音はなぜ生じるのだろうか．呼吸音の源は，太い気道を流れる乱流が発する雑音である．気道は，二股の分岐を繰り返しながら，次第に細くなっていく．しかし，その数は2分岐によって2倍，2倍と増えるので，細い気道ほど断面積の総和は逆に大きくなる[6)]（図11）．そのため，気管に入った空気の流れは，肺胞に近づくにつれて，次第にゆっくりとした流れになる．太い気道の速い流れではレイノルズ数が2,000を超えて乱流が生じ，少し細くなると静かな層流という流れになる（図12）．肺胞に近い細気管支になると，流れの速度はなんと毎秒2 mm程度である．こうして，肺胞に入る時には流れの性質が失われ，ブラウン運動という，

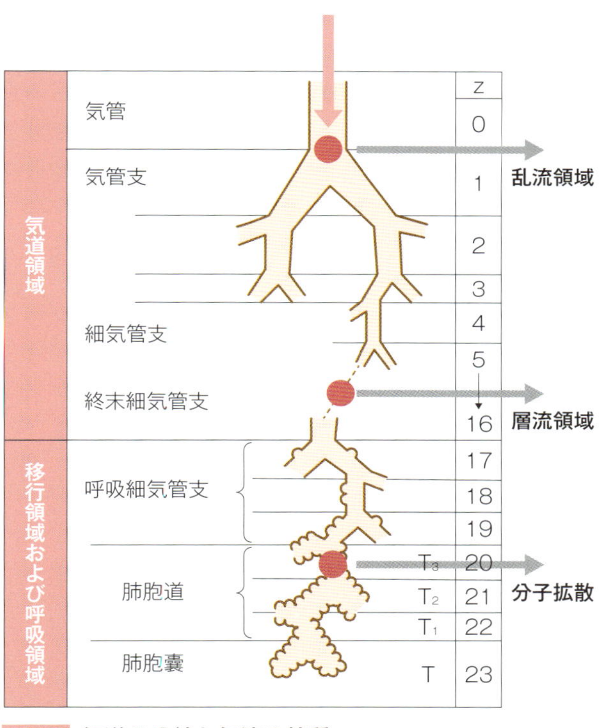

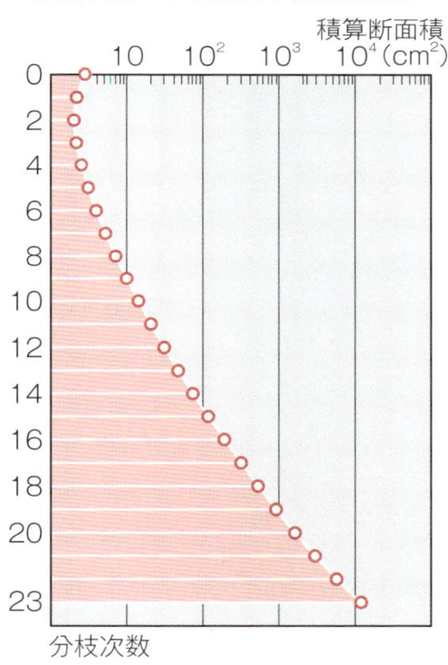

図11 気道の分岐と気流の性質

a

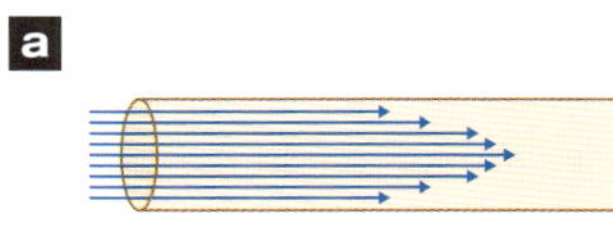

b

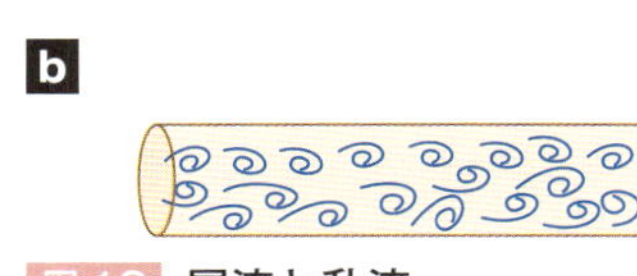

レイノルズ数（Re）$= \rho Vd/\mu = Vd/\nu$

ρ：密度，μ：粘度，V：速度，ν：動粘度，d：管の直径．

臨界レイノルズ数＝約2,000
・これを超えると乱流になる
・流速と密度に依存する

図12 層流と乱流

a：層流，b：乱流．

いわゆる分子拡散によって肺胞腔内に広がる.

- ここで覚えておくべきことは，空気の流れの音は乱流（乱流騒音）で生じ，層流や分子拡散では生じないということである．呼吸音（breath sounds）の源は，気管支では第７次から第９次分岐までの乱流領域である．乱流によって発生する音の強さは，気流速度の二乗に比例して大きくなるとされている．

3）伝搬が影響する呼吸音の性質

- 呼吸音の発生源が同じならば，気管支(呼吸)音（bronchial breath sounds）や肺胞(呼吸)音（alveolar breath sounds）の違いはなぜ起こるのだろうか？　その違いは音の伝搬の違いによっており，発生源から胸壁までの距離や肺の性質によっている（図13）.
- 乱流騒音の原型は，頸部の気管の上で聴くことができる．まさに，気管を流れる乱流騒音そのものである［気管(呼吸)音（tracheal breath sounds)］．しばしば，気管呼吸音では吸気よりも呼気のほうが大きな音に聴こえることがある．それは，健常人では呼気のほうが短く，気流速度が速くなることがあるからである．慢性閉塞性肺疾患（COPD）のように気流制限があって，気流速度が遅くなる場合は，気管呼吸音は小さく，呼気のほうがもっと小さく聴こえるのは当然である．
- 気管呼吸音の対極にある呼吸音は，肺胞呼吸音という．胸壁でも発生源の太い気道から遠いところ（肺底部のような）で聴かれる呼吸音である．ここでは，呼吸音は小さく，低い音となり，呼気ではもっと小さくなって，しばしば，ほとんど聴かれない．

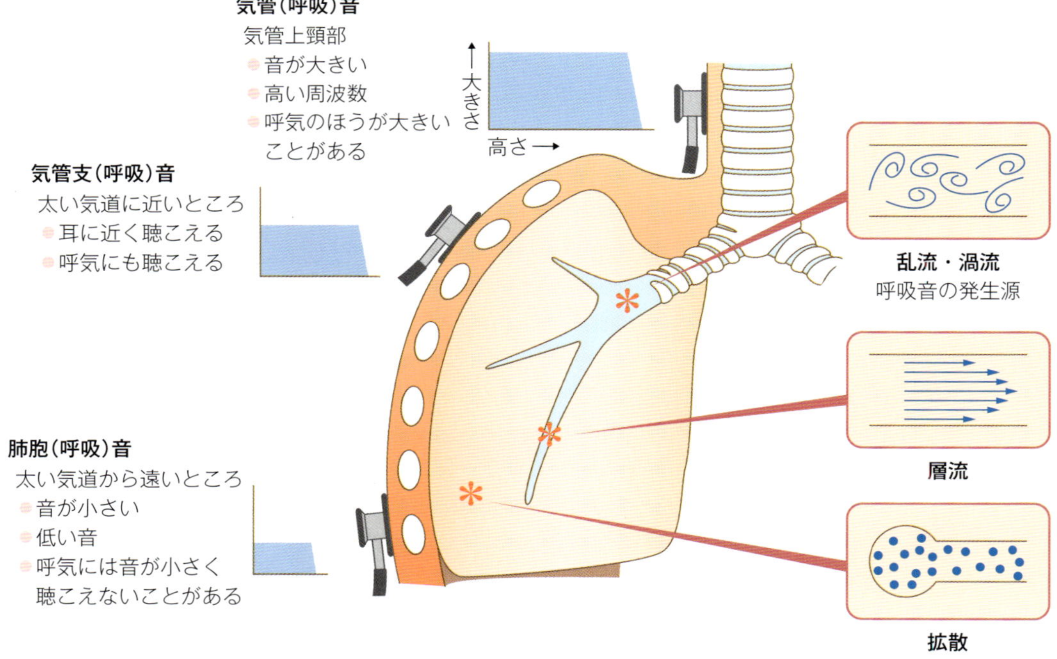

図13　３つの呼吸音

- 発生源の太い気道の乱流騒音が，高音ほど通しにくい肺の中をくぐり抜けてきたからである．呼気が聴こえにくい理由は，呼気の時の乱流の発生源が，胸壁からより遠いところ（より中枢）にあるからであるといわれている[7]．
- 気管音と肺胞呼吸音の中間の音が，気管支呼吸音といわれるものである．この音は，胸壁で太い気道により近い部位で聴くことができる．発生源から肺を長い距離通過しないために，肺胞呼吸音より音が大きく，呼気の音もよく聴こえる．

4）呼吸音の異常はどうして生じるのだろうか

- 呼吸音は，いろいろな病態で変化する（図 14）．これも，発生源の気流速度と伝搬の変化で説明できる．
- まず，呼吸音が低下する COPD である．従来から肺気腫のために肺胞が拡大して音が伝搬しにくくなることによって呼吸音が低下するとされてきたが，近年では COPD では気流制限があるため，気流速度（正確には局所換気機能）が低下して発生する乱流騒音が小さくなるといわれている[8,9]．これは COPD の性質上，当然，左右両方の胸壁で同じように起こる．一方，片側だけの呼吸音が低下する場合は，主に音の伝搬の問題である．胸水が貯まったり，気胸によって肺と胸壁の間に間隙が生じたりすると，呼吸音はほとんど聴こえなくなる．その場合には，打診で鈍い音がすれば胸水貯留，高い音（鼓音）がすれば気胸であると鑑別することができる．
- 肺の伝搬がよくなることによって呼吸音が変化する場合がある．肺炎や無気肺で肺の中の空気がなくなると，音は伝わりやすくなる．本来は肺胞呼吸音が聴かれるべき肺底部などで，気管支呼吸音が聴かれる場合には，こうした肺が硬くなる病態を想像しよう．ニューモシスチス肺炎や急性呼吸窮迫症候群（ARDS），肺線維症などでは，全肺野で気管支呼吸音が聴こえるようになる．ラ音にだけ気をとられずに，呼吸音の性質にも注意を向けて聴くことが大切である．

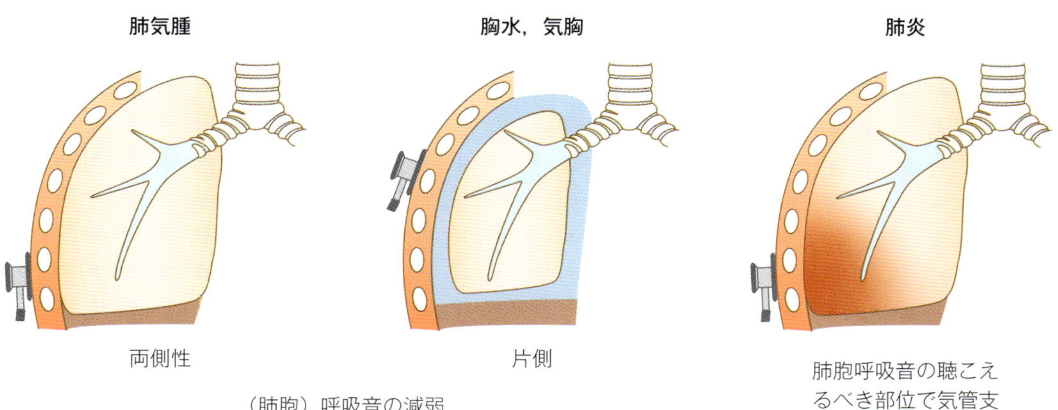

図 14 呼吸音の変化

5）断続性ラ音（捻髪音と水泡音）の発生

- 断続性ラ音は，パチパチやプツプツやブツブツという，いわゆる瞬発的（パルス状）の音の集まりである．
- 断続性ラ音でも捻髪音（fine crackles：ファイン・クラックル）と水泡音（coarse crackles：コース・クラックル）では，発生するタイミング（呼吸の位相）が異なる．捻髪音は吸気の終わりのほうで発生して終末まで聴かれるのに対して，水泡音はむしろ吸気の初期に聴かれ，吸気終末まで聴かれることはない（図 15）[10]．それは，発生する部位が気道のより中枢にあるか，より末梢にあるかの違いによって異なる．

6）断続性ラ音が聴かれる病態と聴かれない病態

- 捻髪音は末梢の気道で発生する（図 16a）[11,12]．呼気時に閉塞した末梢気道が吸気に際

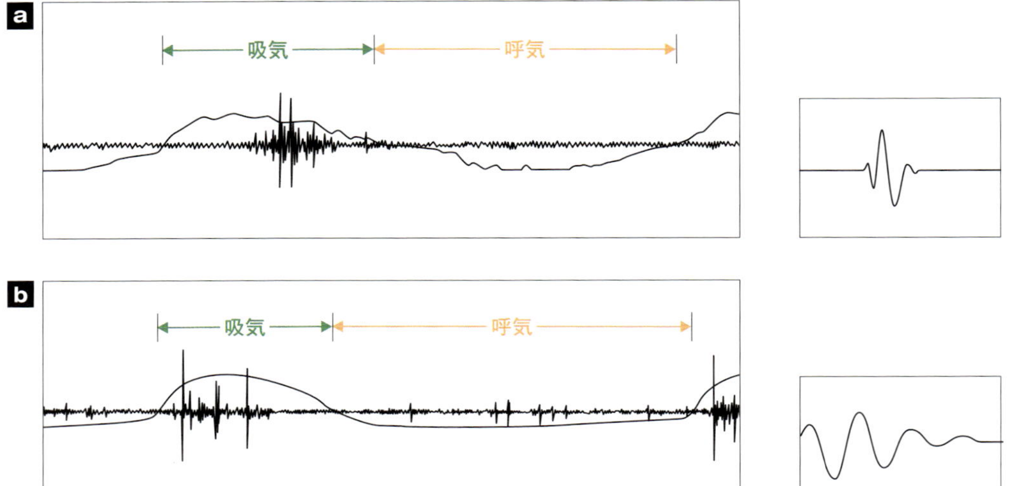

図 15 断続性ラ音（捻髪音と水泡音）が発生する呼吸位相と拡大波形
a：捻髪音（ファイン・クラックル），**b**：水泡音（コース・クラックル）．
［Nath AR, Capel LH：Thorax **29**：223-227, 1974 より引用］

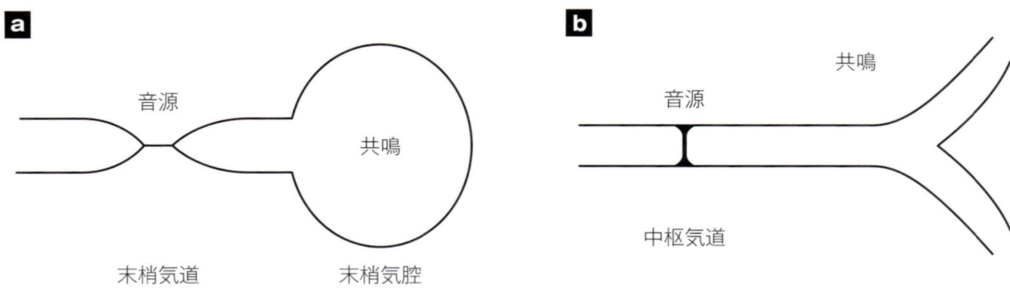

図 16 断続性ラ音（捻髪音と水泡音）の発生機序
a：捻髪音（ファイン・クラックル）．呼気時に閉塞した末梢気道が吸気時に急激に開放する際の音．
b：水泡音（コース・クラックル）．比較的太い気道内の分泌物による膜が吸気時・呼気時に破裂する音．
［Fredberg JJ, Holford SK：J Acoust Soc Am **73**：1036-1046, 1983 および Munakata M et al：J Appl Physiol **61**：1120-1125, 1986 をもとに作成］

して急激に開放される時に発生するといわれる．びまん性陰影を呈する間質性肺炎など，肺胞隔壁に病変の主座がある疾患に特有なラ音である．ところが，胸部X線像で派手な陰影があっても，断続性ラ音が聴かれない疾患もある．これは，肉芽腫や癌の浸潤などである（表2）．

- 一方，水泡音は気管支拡張症やびまん性汎細気管支炎など，分泌の多い気道疾患で聴かれ，気道のより中枢で発生する（図16b）[11,12]．

7）連続性ラ音（笛(様)音といびき(様)音）の発生

- 連続性ラ音は，ピーピーやグーグーといった連続する音である．音の波形をみると，正弦波や単振動などといわれる，一定時間継続する振動の繰り返しがみられる（図17）．
- 連続性ラ音の中でも，気管支喘息の発作の時に聴かれるような高音性の笛(様)音（ウィーズ）は，狭くなった気管支の弾力性をもった壁の振動（フラッター）によって生じるとされている[13]（図18）．管楽器のようなリードで発生した振動が管の空気（気柱）で共振するようなものではない．
- 気管支喘息のような場合には細かく分析すると，複数のウィーズが含まれていることが多い．この複数のウィーズをpolyphonic wheezes（ポリフォニック・ウィーズ）と呼び，慣れれば聴診でも聴き分けられる．1つのウィーズは1ヵ所の狭窄部位から発生するので，複数あるということは，複数の箇所に狭窄部位があることを意味している．1個だけのウィーズが聴かれることを，monophonic wheeze（モノフォニック・

表2　びまん性肺疾患における断続性ラ音

断続性ラ音	聴取される疾患
捻髪音（ファイン・クラックル）	特発性間質性肺炎，膠原病肺，石綿肺，過敏性肺炎，ARDS，肺水腫（初期）
水泡音（コース・クラックル）	慢性気管支炎，気管支拡張症，びまん性汎細気管支炎，肺水腫（末期）
聴取されにくい	サルコイドーシス，粟粒結核，癌性リンパ管症

笛(様)音（ウィーズ）

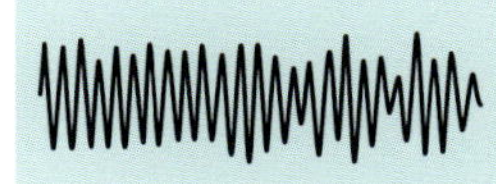

いびき(様)音（ロンカイ）

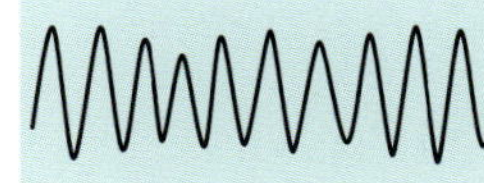

図17　連続性ラ音の拡大波形
音が200～250 ms以上続く．

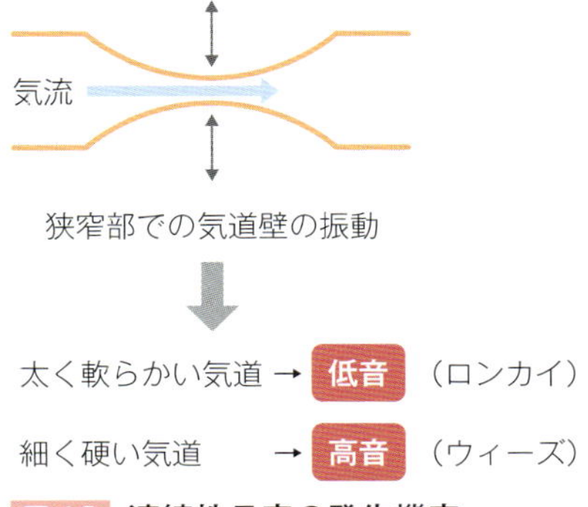

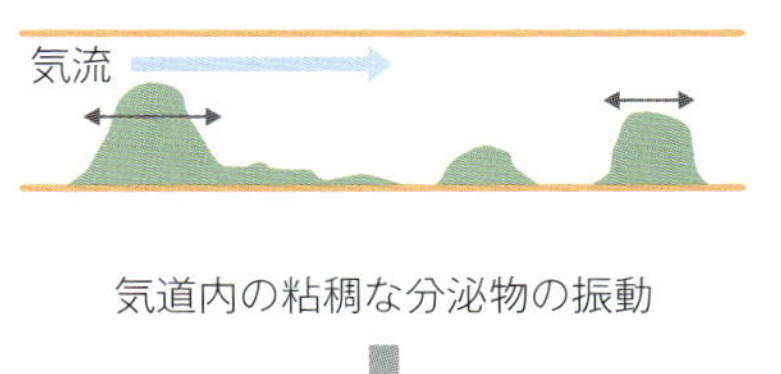

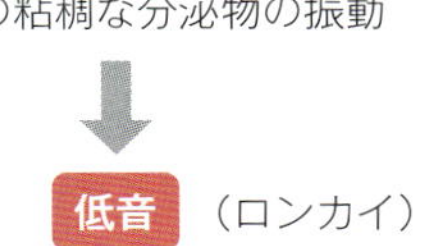

図18　連続性ラ音の発生機序

ウィーズ）という．これがいつも聴かれる時（fixed）には，癌の気道狭窄など固定性の狭窄を疑う必要がある．

- いびき(様)音（ロンカイ）といわれる低音性のラ音は，笛(様)音（ウィーズ）と同じメカニズムで発生することもあるが，多くは気道の壁に張り付いた粘り気のある分泌物が振動することによって生じる．そのような場合には，咳をさせた後にしばしば消失する．

8）ラ音の伝搬

- ラ音が発生源に近い胸壁の部位で聴かれるのは当然であるが，音の伝搬には気道を介して広く伝搬する経路があることを思い出そう．
- 特に，喘息発作のように気道壁の振動で生じる笛(様)音（ウィーズ）は，気道伝搬によってしばしば反対側の胸壁でも，気管上の頸部でもよく聴かれる．胸壁で聴かれるウィーズの 90%は，頸部でも聴かれる．頸部聴診の大切さがいわれるのは，このような理由からである．いびき(様)音や水泡音も，気道伝搬することがある．
- 反対に，捻髪音が頸部や口元まで伝わって聴こえることはない．言い換えれば，胸壁で聴こえる音が頸部や口元で聴こえないなら，その音は末梢から発生している証拠である．

f これからの肺聴診と肺音研究（図 19）

- これから肺聴診はどうなっていくのだろうか？　結論からいうと，200 年近くも続いてきた肺聴診は，決してなくなることはない[14)]．聴診器ほど簡便で，患者に負担がなく，しかも患者とのコミュニケーションツールにもなる診断器具はないからである．特に，肺聴診が対象とする肺音は，心音と違って患者の呼吸の病態によって刻々と変化するも

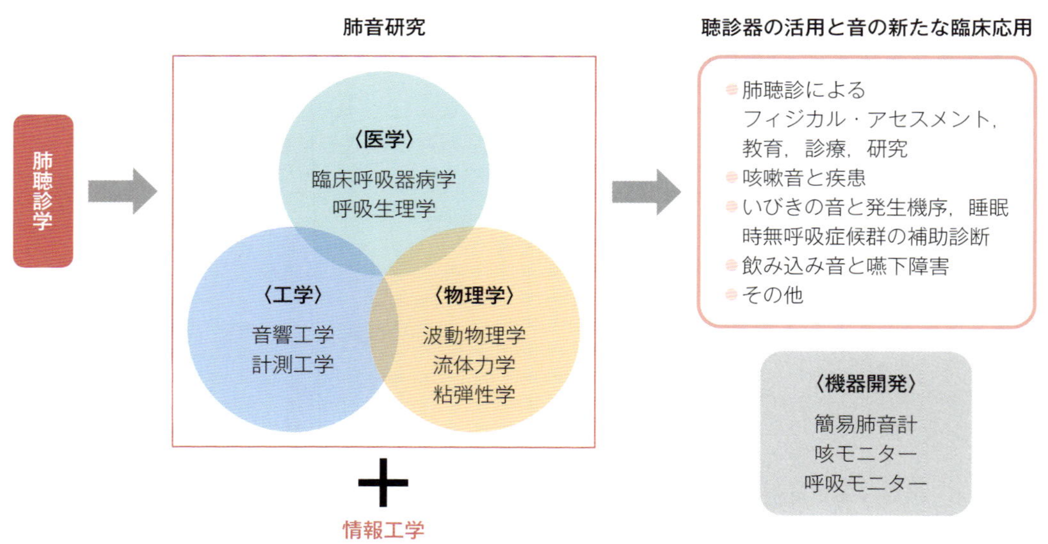

図 19 肺聴診と肺音研究の将来

のであるから，聴診器の役割はとても大切である．

かつて，長い間，肺聴診は音を客観的に記録計測することができなかったために，師から弟子へと，経験で伝えられてきた．しかし，この30年以上もの間に蓄積された近代の肺音研究は，情報工学の進歩によって音を客観的に記録し，呼吸生理学や物理学，音響工学などの学問によって裏付けされて，肺聴診で聴かれる音の科学的な意味が明らかにされてきた．それによって，肺聴診は単なる音の分類から患者の病態診断へと，その役割を広げた．そして今，肺音研究に始まる呼吸に関わる音の研究は，咳の音やいびきの音，嚥下の音など新しい分野にまで及ぼうとしている．その基本となるのが，肺聴診なのである．

文献

1）Mikami R et al：International symposium on lung sounds. Chest **92**：342-345, 1987

2）三上理一郎：特集 肺の聴診に関する国際シンポジウム―ラ音の分類と命名．日医師会誌 **94**：2050-2055, 1985

3）Murphy RL Jr et al：Visual lung-sound characterization by time-expanded wave-form analysis. N Engl J Med **296**：968-971, 1977

4）渋谷惇夫ほか：ホワイトノイズを用いた呼吸器系の音響伝達特性の検討．日胸疾会誌 **25**：428-434, 1987

5）工藤翔二：イヌ気管支内火花放電音の胸壁上波形と肺・胸郭系の音響伝播に関する実験的研究．日医大誌 **59**：323-334, 1992

6）Weibel ER：Geometry and dimensions of airways of conductive and transitory zones. Morphometry of the Human Lung, Academic Press, New York, p136-143, 1963

7）Kraman SS：Determination of the site of production of respiratory sounds by subtraction phonopneumography. Am Rev Respir Dis **122**：303-309, 1980

8）Ploysongsang Y et al：Correlation of regional breath sound with regional ventilation in emphysema. Am Rev Respir Dis **126**：526-529, 1982

9）Ishimatsu A et al：Breath sound intensity during tidal breathing in COPD patients. Intern Med **54**：1183-1191, 2015

10）Nath AR, Capel LH：Inspiratory crackles-early and late. Thorax **29**：223-227, 1974

11）Fredberg JJ, Holford SK：Discrete lung sounds：crackles（rales）as stress-relaxation quadrupoles. J Acoust Soc Am **73**：1036-1046, 1983

12）Munakata M et al：Production mechanism of crackles in excised normal canine lungs. J Appl Physiol **61**：1120-1125, 1986

13）Grotberg JB, Davis SH：Fluid dynamic flapping of a collapsible channel：sound generation and flow limitation. J Biomech **13**：219, 1980

14）Murphy RL：In defense of the stethoscope. Respir Care **53**：355-369, 2008

II

聴診の基本

1 聴診器の選び方

- 様々な聴診器が販売されており，今日ではインターネットでも簡単に手に入れることができる．価格も様々であり，はじめて聴診器を手にする場合，何を基準に選んだらよいか難しいと思われる．そこで本項では聴診器の仕組みや肺音聴取における望ましい特性などを解説する．

a 聴診器の仕組み

- 聴診器は身体に当てる**チェストピース**，**チューブ**，**耳管**，**イヤーピース**の４つから構成されている．チェストピースはそれを密着させることで皮膚面での音（振動）を捉え，チューブと耳管はそれを伝達し，イヤーピースは耳孔に密着し音を耳道から鼓膜に伝える．これらは身体から音を伝えるだけではなく，**環境騒音を遮断**する働きももっている．またチェストピースは周波数帯域によって増幅したり，減弱したりする効果が働く．

1）チェストピース

- 近代の聴診器のチェストピースは，**ベル型と膜型（ダイアフラム型）**の２つが備わっており随時切り替えができるのが標準であったが（図 1a），最近はダイアフラムの構造に工夫をして，**膜面でありながら押さえ方によってベル型特性（弱く当てる場合）と膜型特性（強く押さえる場合）の両方の特性を切り替えられるもの（サスペンディド・ダイアフラム）**が主流になってきている（図 1b）．
- **ベル型は胸壁に軽く当てると低音がよく聴こえる**．**膜型は低音を遮断する働きがあり，その結果，高音がよく聴取できる**[1]．一般的には，心音の聴診は，過剰心音（3，4 音）や僧帽弁狭窄での rumble（ランブル）など 100 Hz 以下の周波数帯域の音を聴き逃さないためにベル型が，**肺音は 300～1,000 Hz の比較的高い周波数をターゲットとするため膜型が用いられる**．
- チェストピースの役割として環境騒音を遮断する性能も重要である．壁面の遮音性能は質量則により単位面積当たりの重量（面密度）が高いほど向上するため，一般的には**チェストピースは軽いもの（アルミやプラスチック）より重いもの（ステンレススチール）のほうが環境騒音は入りにくい**．

2）チューブ・耳管

- 聴診音を耳まで伝えるもので，船舶内の通信に用いられる伝声管の原理が働いている．すなわち，管の中では音は平面波としてほとんど減衰せず伝わる．したがって，多少長くてもかまわないが，管が衣服などでこすれると雑音が発生するので長過ぎると取り扱いが難しくなる．また，長いと高周波数帯域がわずかではあるが減弱する．チューブの

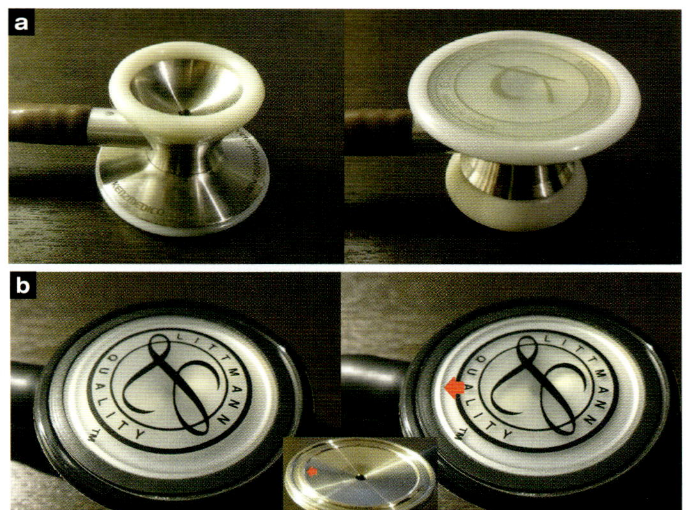

図 1 チェストピース

a：従来型のベル型（左）と膜型（右）.

b：サスペンディド・ダイアフラム．左はゆるく当てた時の状態（ベル型特性），右は強く押し当てた時の状態（膜型特性），中央はダイアフラムを外した内部構造で，右図では矢印のリング状に高くなっている部分に膜が接触する.

壁は環境雑音を遮断する役割もあるため，厚みのあるしっかりとしたものが望ましい．耳管はチューブから 2 つに分かれてイヤーピースにつながる金属管で，ステンレスまたはアルミ合金でできている.

- 上級の聴診器では，左右の耳用に 2 つの管が 1 つのチューブの中に入っているものがあり，管が 1 本のものより感度がよいと考えられている.

3）イヤーピース

- **耳孔に完全にフィットする必要**がある．少しでも隙間があると，感度が大幅に低下し，また環境騒音も大きくなって，ほとんど聴こえなくなる．またフィットしていてもイヤーピースの脱着の繰り返しで痛みを感じることもある．イヤーピースの使用感はメーカによっても異なるので，実際に試してみることが望ましい.

b 聴診器で聴くべき肺音の周波数帯域

- 心音聴診では微弱な過剰心音やランブルが聴き取りにくい音で，それらは 100 Hz 以下の低周波数領域の音である．一方，肺音では fine crackles（ファイン・クラックル）が聴き取りにくいことがあり，また肺胞呼吸音も高度肥満者などで聴き取りにくいことがある.

1）肺胞呼吸音

- 肺胞呼吸音の周波数成分（スペクトル）は，主体は 200 Hz 以下でそれ以上は減衰するが 600 Hz 程度までは存在し，病的な肺で高調化すると 1,000 Hz を超えることもある．
- 肺胞呼吸音の聴診で問題になるのは低周波数（<200～300 Hz）の筋骨格雑音[2]（筋音：筋肉の収縮に伴って発生する音）の混入である．筋音はなじみが薄いと思われるが，簡単に体験してみることができる．両方の耳に人差し指を入れて閉塞し，こぶしを握りしめると低音でうるさい音が聴こえるのがそれである．両耳を閉塞して鼻呼吸をすると自分自身の呼吸音が聴こえるが，こぶしを握り締めて筋音が強くなると呼吸音が聴こえにくくなる．
- **筋音は吸気の終末付近や聴診器の押し付けなどにより生じ，それが強大であるとマスキング効果により肺聴診を妨げる**．また，肺胞呼吸音のスペクトルのうち**局所換気（いわゆる，エア入り）をよく反映するのは 300～600 Hz の成分**であると考えられている[3]．したがって，**肺聴診のための聴診器は 300 Hz 以下の帯域は抑制気味であることが望ましい**．

2）副雑音

- 副雑音の多くは強度が強いが，crackles（クラックル）は呼吸音にかき消されて聴き取りにくい場合がある[4]．ファイン・クラックルの周波数の範囲は500 Hz以上に及ぶ[5]ため，**ファイン・クラックルを聴くには 500 Hz 以上の周波数をカバーすることが必要**になる．

3）周波数別の聴診音

- 肺音を周波数別に分解したものを聴いてみよう（図 2）．0～200 Hz では，肺胞呼吸音はそれらしく聴こえるがクラックルは全く聴こえない（▶ 1）．200～500 Hz では気管支呼吸音化した吸気・呼気がはっきり聴き取れるが，クラックルは明瞭ではない（▶ 2）．500～1,000 Hz では高調な呼吸音とともに吸気の中ほどから終末にかけてのファイン・クラックルが明瞭に聴こえる（▶ 3）．

c 聴診器の選び方

1）ブランド

- 日本で主流になっているリットマン（3M 社）ブランドとケンツ（ケンツメディコ社）ブランドを比較すると，リットマンは低音域の感度が高く，ケンツは低音を強調せず，より平坦な特性であった．これはリットマンが歴史的に心音聴診を重視してきたためと思われる．しかし最近では，リットマンのサスペンディド・ダイアフラムの動作が向上し，膜面を胸壁に押し当てると低周波数領域が容易に抑制されるようになった．またケンツも，サスペンディド・ダイアフラムを標準で採用し，従来ベル型で聴いていた低周

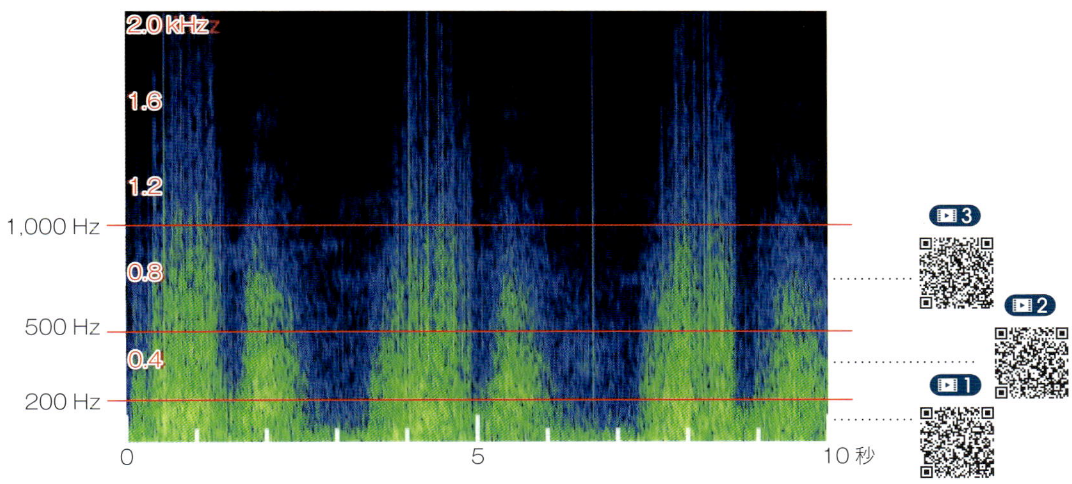

図2 周波数別の肺音（間質性肺炎例）
1は 200 Hz 以下，2は 200〜500 Hz，3は 500〜1,000 Hz.

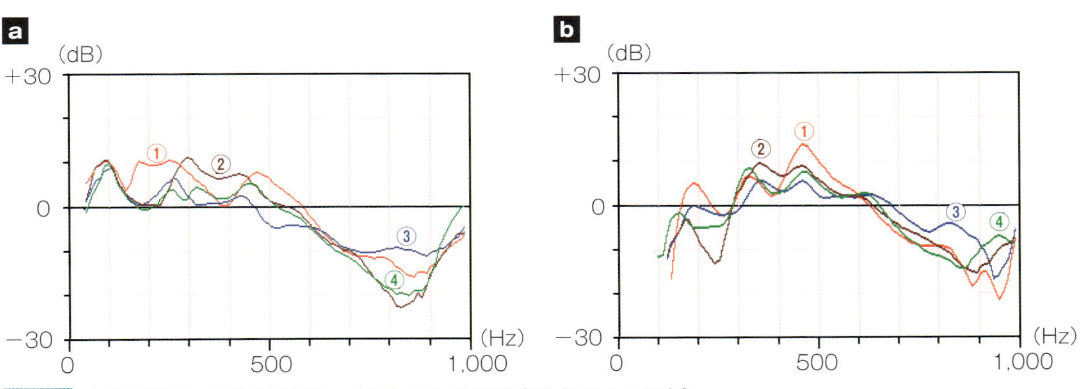

図3 各種聴診器の周波数特性：口腔から白色雑音を投入して測定
a：頸部（非圧迫）．気管上頸部の片側に空気結合型マイクセンサー，対側に聴診器を接着し，マイクセンサーと聴診器間の伝達関数を求めて周波数特性とした．上方にあるほど感度が高いことを示している．
b：前胸部（強圧迫）．右上胸部に空気結合型マイクセンサーと聴診器を隣接して設置し，聴診器は強く圧迫，両者間の伝達関数を求めて周波数特性とした．
①：CardiologyⅣ，②：ClassicⅢ（以上，3M 社リットマン），③：Doctorphonette Neo No.188Ⅲ，④：Flairphonette No.137Ⅲ（以上，ケンツメディコ社）．
（注意：空気結合型マイクセンサーは周波数特性が平坦ではなく，また胸部の隣接設置は測定音に若干の差異があり，図の特性はそれらの影響を含んだ結果になっている．したがって，他の検討方法による特性とは比較できない）

波数領域を膜型でカバーするようになった．したがって，両者の差異は少なくなっているといえる．

- 図3は，2024 年 11 月時点で販売されている両ブランドの主要な聴診器の周波数特性を比較したものである．いずれもサスペンディド・ダイアフラムを使用している．
- 気管上頸部で聴診器を軽く当てて測定した結果では，低周波数領域はリットマンブランドが優位で，高周波数領域はケンツブランドが優位になっている．一方，胸部で聴診器を強く押し当てた場合の検討では，両ブランドとも 300 Hz 以下の周波数領域は強く抑制されている．500 Hz 以上の高周波数についてはケンツブランドがやや勝っていた．

- 以上の検討結果から，チェストピースを軽く当てる場合の周波数特性はケンツブランドのほうが肺音聴診に適しているが，胸壁に押し付けた場合はリットマンブランドも肺音聴診に適した特性が得られるといえよう．
- 聴診器の特性は使用する個人の外耳道の形状にも影響され，また個人により聴覚特性は異なるため，できれば実際に聴き比べて聴きやすいものに決めるのがよい．この他，ケンツブランドでは音の方向性がわかるステレオ聴診器があり，これも人によって非常に好まれる場合がある．

2）価格による差

- 図3に示したような周波数特性の違いの他，**遮音性能も高価格機種のほうが優れている**．ただし，このような性能を実現するために高価格機種はサイズや重さが大きい．職種や勤務形態によっても選ぶ機種は変わってくると思われる．

■ **文献**

1） Paul Y et al：Stethoscope acoustics：Ⅱ. transmission and filtration patterns. Circulation **34**：899-909, 1966
2） Kraman SS：Does the vesicular lung sound come only from the lungs? Am Rev Respir Dis **128**：622-626, 1983
3） Pasterkamp H, Sanches I：Effect of gas density on respiratory sounds. Am J Respir Crit Care Med **153**：1087-1092, 1996
4） Kiyokawa H et al：Auditory detection of simulated crackles in breath sounds. Chest **119**：1886-1892, 2001
5） Munakata M et al：Spectral and waveform characteristics of fine and coarse crackles. Thorax **46**：651-657, 1991

2 呼吸器疾患の身体所見

a バイタルサインと身体所見

- **急性の症状はバイタルサイン，慢性の症状は身体所見に現れる**．慢性期は代償されてバイタルは戻り，それに伴う身体の変化が起こる．例えば，肺炎などの急性疾患で低酸素血症になれば呼吸数，脈拍も増えるが，慢性閉塞性肺疾患（COPD）や間質性肺炎などの慢性疾患で低酸素血症になっても脈拍，呼吸数の増加はみられず，頸部呼吸補助筋の発達（図 1）など身体所見の変化がみられる[1]．

b 問診と視診

- 問診でも，**患者の目をみて話せば状態がわかり，医療者側の気持ちも伝わる**．目に力があるか，無関心か，機嫌の良し悪しは全身状態だけでなく血液ガスも影響する．いつもと違うと感じたらバイタルサインに気をつける．
- 顔つきは栄養状態を表すだけではない．上大静脈症候群の顔の腫れ，ステロイドによる満月様顔貌の他，活動性の高い肺性心の患者が悪化すると，下腿浮腫よりも先に顔が大きくなり太ったようにみえる[2]．
- 結核と非結核性抗酸菌症は痩せている患者が多く[3]，体重が減ると悪化する．体重は65歳前後でピークになる．70歳を超えて痩せていくのは病的ではないが悪性腫瘍や結核の除外は必要である．睡眠時無呼吸症候群は男性の肥満者が多く，女性でも閉経後は頻度が高い．臥位になると胃の位置が咽頭と比べて高くなり逆流性食道炎や慢性咳嗽のリスクになる．
- **入院患者ではベッドの背もたれが起きていれば何らかの呼吸障害がある**．COPDや喘息で，心不全があれば起坐呼吸であるが，それ以外でも背中を少し起こして腰に角度をつければ横隔膜の働きが楽になり呼吸困難感が改善する．
- **頸部をみて鎖骨が呼吸で上下すれば努力呼吸**である．**胸鎖乳突筋の動きが目立てばCOPD**（図 1）か喘息発作のような閉塞性換気障害，**目立たなければ斜角筋群や僧帽筋の働きが主で**（図 2），**間質性肺炎**のような拘束性換気障害の可能性が高い．COPDでは横隔膜が平坦になり吸気で肺を広げるには鎖骨や上部の肋骨を挙上させる必要があるが，肺が軟らかい（コンプライアンスが高い）ため，胸鎖乳突筋のような細長く，胸郭の最前面で働く筋が有効に働く．間質性肺炎では逆に横隔膜が挙上し，吸気では硬い肺を下に強く引っ張るため，第 1，第 2 肋骨に短く幅広く分布する斜角筋群（図 3）が踏ん張る[4]．
- **握手をすると末梢冷感や握力がわかるだけでなく気持ちが伝わる**．特に脱水や筋力低下が多い高齢者の診察では有用である．呼吸リハビリテーションで 1 日の歩行数が 1,500

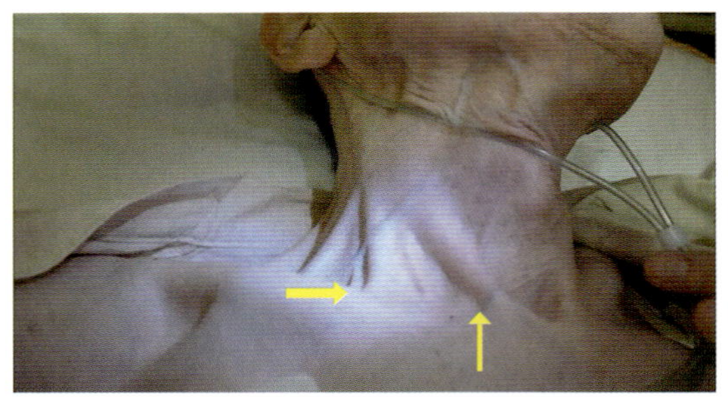

図1　頸部呼吸補助筋の発達
COPDでは，1秒量<1Lになると，頸部呼吸補助筋，特に胸鎖乳突筋が発達する．胸骨付着部（⇧）と鎖骨との付着部（⇨）の間にくぼみができれば発達していると考える．

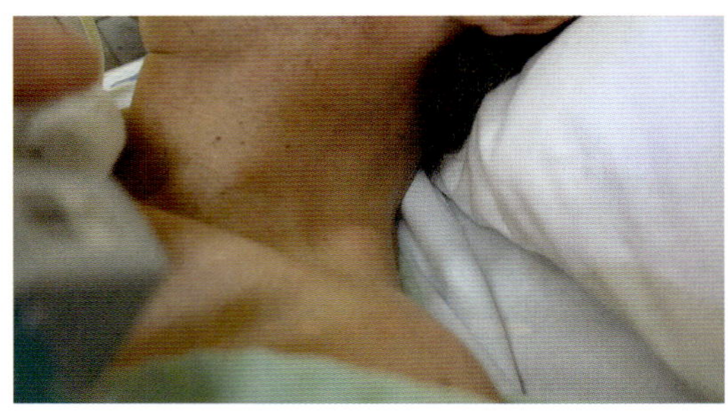

図2　努力呼吸中の頸部所見
努力呼吸しているが，鎖骨，胸骨と胸鎖乳突筋の付着部はみえない．間質性肺炎では外観ではわかりにくい斜角筋群や僧帽筋の働きが主である．これは間質性肺炎では横隔膜がしっかりと動くので，第1，第2肋骨を取り巻くように分布する斜角筋群が引っ張り負けないように働くためである．

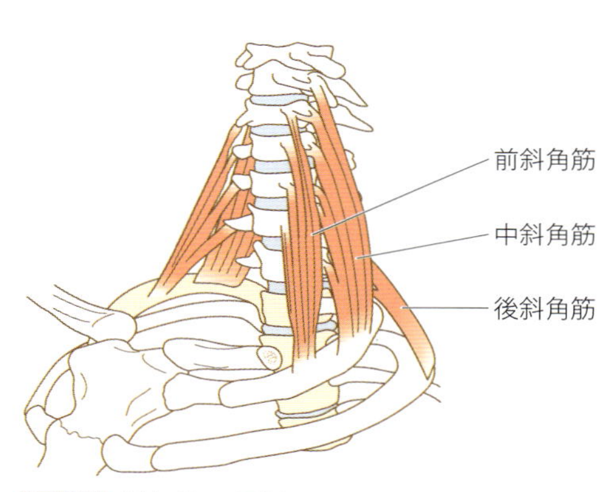

図3　斜角筋の解剖
斜角筋群は第1，第2肋骨を取り巻くように分布する．間質性肺炎では，吸気で横隔膜が硬い肺を強く引っ張るのに対抗する．

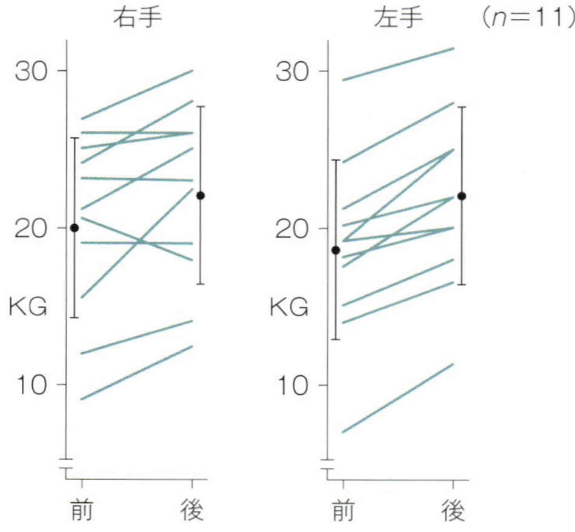

図4　リハビリテーション前後の握力の増加
身体的な改善は握力に出る．
［千住秀明ほか：理療と作療 **14**：705-711, 1980をもとに作成］

歩から4,000歩程度に増加するとともに握力の増加も確認できた（図4）[5]．手背の拇指と示指の間（first dorsal interosseous muscle：第1背側骨間筋）の萎縮があれば前頭葉の萎縮があるといわれ理解力の推定に役立つ[6]．

- **COPDは呼吸機能で呼出障害を示すが，「息が吸いにくい」という訴えが多い**．理由は，以下があげられる．

①**動的過膨張**：運動すると換気量が大きくなるが，息が早く吐き出せないので機能的残気量が増え，吸気予備量が減ってもう吸えない状態になる[2]（図5）．

②**内因性PEEP**（positive end-expiratory pressure）：呼気で気道が虚脱し呼出できなくなった肺胞領域が陽圧になり空気が流入しにくい．このため，息を吸ってもすぐには入ってこず，息が吸いにくいと感じる（図6）．

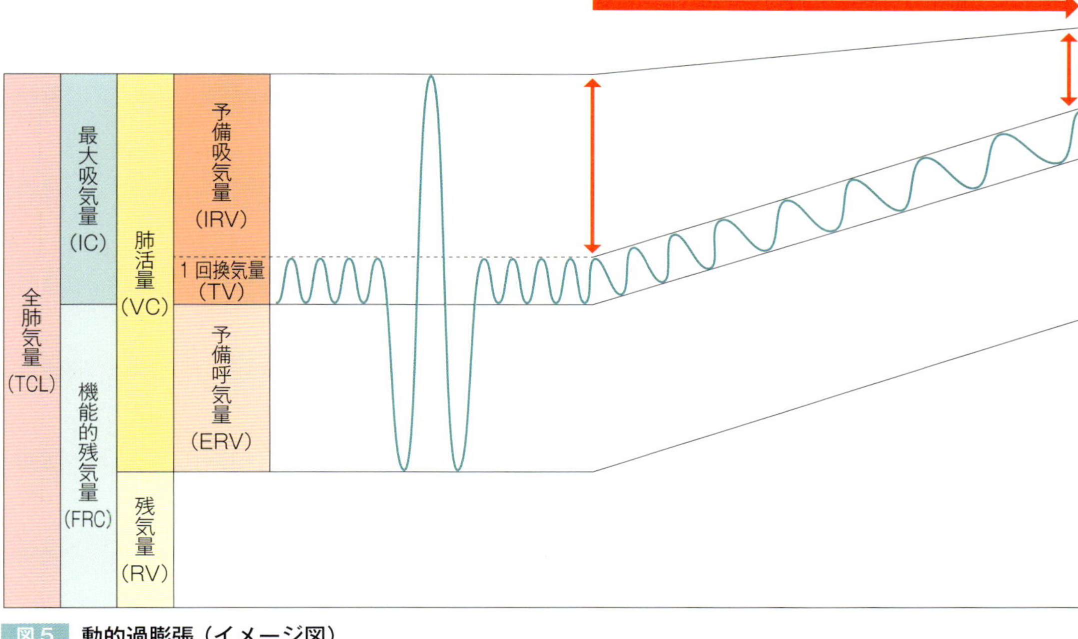

図5 動的過膨張（イメージ図）
図の上の➡起点から運動を始めるとすると次第に残気量が増えるが，肺は一定以上に膨張できないため，予備吸気量が減り，これ以上息が吸えなくなる．

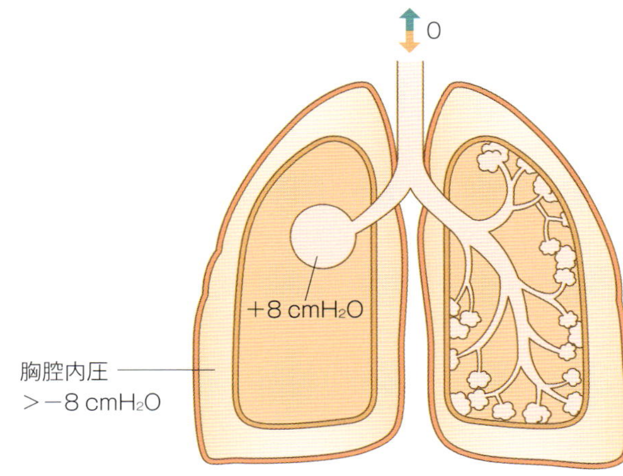

図6 内因性 PEEP
COPD では呼気時の気道が虚脱，閉塞する．その時に閉塞部の肺胞は陽圧となる．例えば +8 cmH_2O の陽圧になると，胸腔内圧が−8 cmH_2O になるまでその肺胞領域は陰圧にならず（外気圧は 0），空気が流入しない．

C 身体所見と 1 秒量

● **1 秒量は健常人，COPD 患者ともに安定した経年変化を示す**．COPD において，日常生活活動での息切れの程度を最もよく反映する呼吸機能の指標では，1 秒量の経年変化

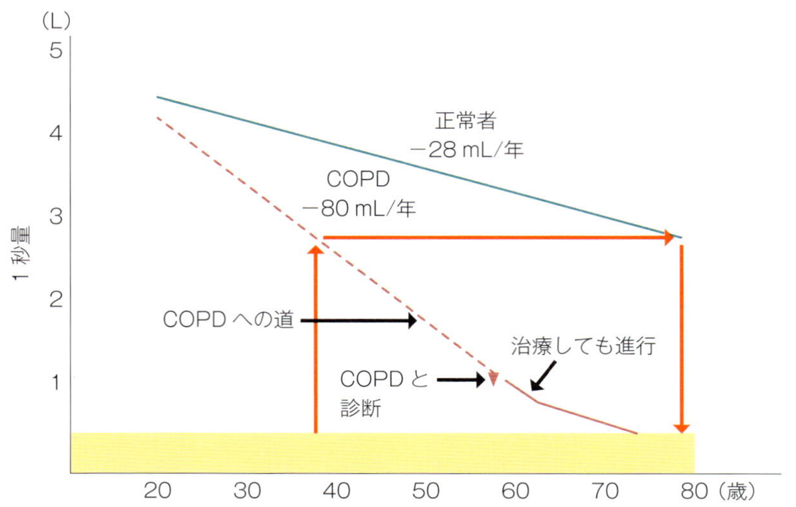

図 7　健常人と COPD 患者の 1 秒量の経年変化と症状

肺年齢もこの指標から求める．——で示すように，40 歳で 2.5 L ほどの 1 秒量なら肺年齢は 80 歳弱になる（米国のデータのため日本人よりも 1 秒量はかなり多い）．
1 秒量がおおよそ 1 L になると病院を受診し診断され治療が始まる．下のほうのシェードは 400 mL 以下を示し，ベッドから少し離れても強い息切れのある状態を示す．
1 秒量はおおよそ 20 歳でピークになる．日本での最近のデータでは，健常男性では毎年 25 mL，女性では 20 mL ほど減少していく．COPD 患者では毎年 50～55 mL ずつ減っていく．
［Petty TL：Cover page figure. Chronic Obstructive Pulmonary Disease, 2nd Ed, Marcel Dekker, New York, 1985 をもとに作成］

は直線的である（図 7）[7]．肺年齢も 1 秒量で計算される．

- **COPD では，1 秒量＜1.5 L になると坂道，階段を上る時に呼吸困難を自覚する．1 秒量＜1.0 L では 1 km ほどの平地歩行でも，さらに 1 秒量＜0.7 L では屋内歩行でも息切れを感じる．1 秒量＜0.4 L になるとベッドサイドを動くだけでも息切れ**し，衣服の着脱も困難になる[2]．このように日常生活で避けられない平地歩行で息切れを感じる 1 秒量が 1.0 L になる頃から胸鎖乳突筋の発達（図 1）がみられる．

d バイタルサインと呼吸・循環

- **安静時では，脈拍は正常で 60～80/分，呼吸数は 12～16/分くらいで，おおよそ「呼吸数×(4～)5 ＝脈拍」**という関係がある．この割合に比べて，脈拍の増加が大きければ循環系（心臓），呼吸の増加が大きければ呼吸系（肺）の異常を疑う．これは病室でモニターをみる時などに便利である．ただし，β 遮断薬などの影響もあるので注意する．
- **感染症による発熱では体温 1℃の上昇で，20/分の脈拍増加**，感染症以外の発熱では 10/分の脈拍増加がみられる．肺炎で，このような脈拍増加がみられない場合は，相対的徐脈となり，マイコプラズマ感染などの非定型肺炎を考える．
- 循環動態の把握も重要である．スターリング曲線（図 8）はベッドサイドでも簡単に把握できる．体内水分量が横軸で，縦軸は心拍出量である．横軸の体内水分量では，舌を

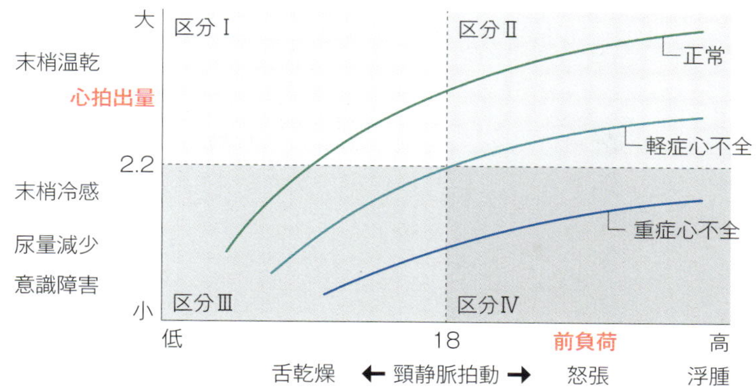

図8 スターリング曲線と身体所見

横軸がプレロードで，体内水分量を表す．多ければ浮腫が出て，少なければ舌乾燥がみられる．縦軸は心拍出量である．十分であれば，末梢は温かく乾いている．心拍出量が減少すると最初に末梢が冷たくなる．さらに減少すると尿量が減少し，最終的には意識障害に至る．

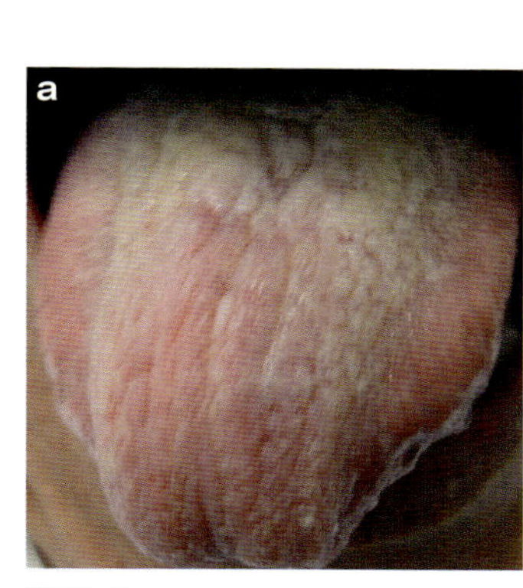

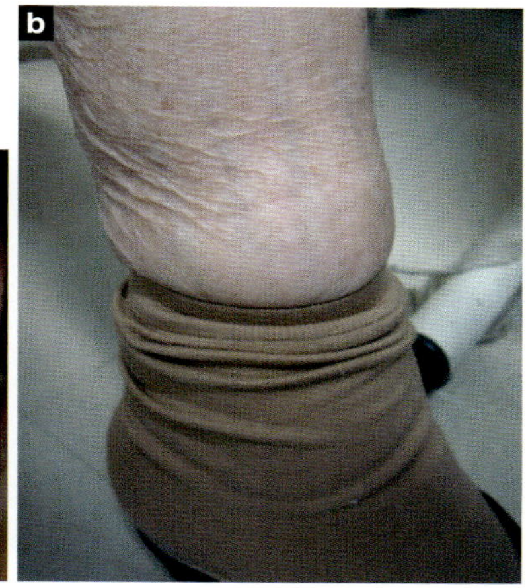

図9 脱水と浮腫が共存する例

a：乾燥した舌．脱水が疑われる．特に手など末梢が冷たい時には必ずチェックする．
b：同じ患者の下腿．靴下のゴムで皮膚がへこみ光っている．

みて乾いていれば脱水である（図9a）．水分が過剰であれば，頸静脈怒張や浮腫がみられる．高齢者でよくみられる脱水でもうっ血でも脈拍は増える．縦軸の心拍出量は，**手を触って少し冷たいと感じたら心拍出量が少ない可能性**があり，さらに低下すると尿量減少，意識低下がみられる．

- **浮腫があると皮膚は肌理（きめ）が目立たず光ってみえる**（図10）．**低アルブミン血症でおおよそ2.5 g/dL以下になると前胸部が光ってみえる**（浮腫）（図11）．比較的元気な高齢者では，舌乾燥と下腿浮腫が同時にみられることがある（図9）．高齢者では心不全がなくてもこの程度の下腿浮腫がみられるので，この場合は肝の叩打痛や頸静脈怒張などの水分過剰の所見がなければ利尿薬は投与しない．

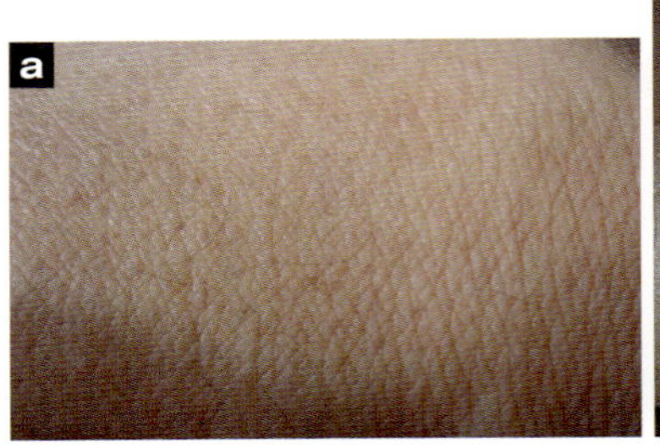
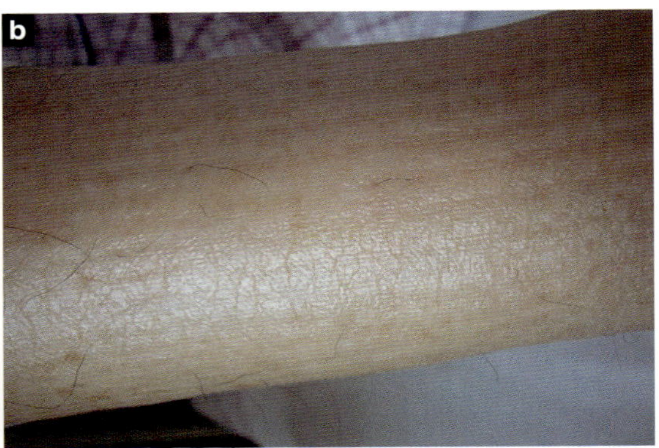

図 10　浮腫にみられる肌理の所見
a：正常コントロール．肌理がはっきりしており，浮腫でみられるような光沢はない．
b：浮腫があると皮膚は肌理が目立たず，光ってみえる．
a は正常コントロールで肌理がはっきりみえる．**b** は肌理が浅く，目立たなくなり，全体が光ってみえる．皮膚が光ってみえる時は浮腫と考えてよい．

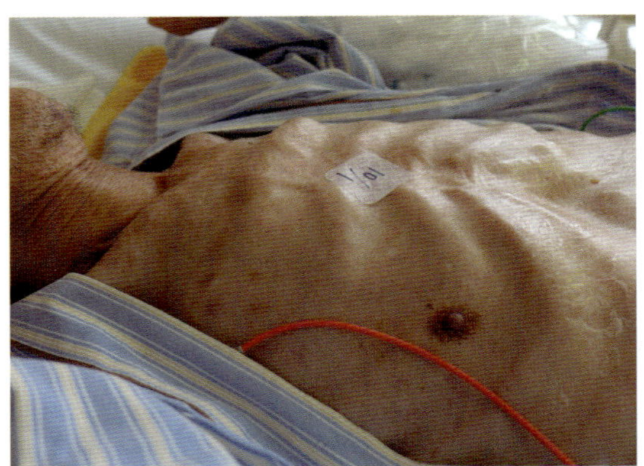

図 11　低アルブミン血症の高齢者（85 歳，男性：肺気腫，低栄養，浮腫）
前胸部が光ってみえる．

e　肺の聴診

- 肺の聴診では呼吸音（breath sounds）と呼ぶことが多いが，正式には，呼吸音は肺胞(呼吸)音と気管支(呼吸)音という正常でも聴かれる音をさす．crackles（クラックル）や wheezes（ウィーズ）などの副雑音を含むと肺音と呼ぶ．副雑音のうち肺で発生する音はラ音，胸膜，心膜など肺以外で発生する音はその他に分類される（▶「**I．肺聴診の歩み**」**図 7 参照**）．肺音は英文では複数表記が主流であるが，日本では単複の区別はしないので英語表記では混乱する．カタカナ表記がわかりやすい．
- **肺音は 100 Hz 前後の心音やコロトコフ音（血圧測定の音）より高い数 100 Hz の音**[8]（表 1）**のため，聴診器をしっかりと保持し**（図 12），**強めに当てる**．**安静換気では気流が乱流にならないので呼吸音が発生しない**（表 2）[9]．少し大きい息をさせ，ほとんど吸気しか聴こえなければ正常の肺胞音である．

表1 呼吸音の周波数（Hz）とパワー（dB 比）

	呼気/吸気 パワー比	呼気 最高周波数（Hz）	吸気 最高周波数（Hz）
肺胞音	1/4	250	450
気管支音	2/3	450	500

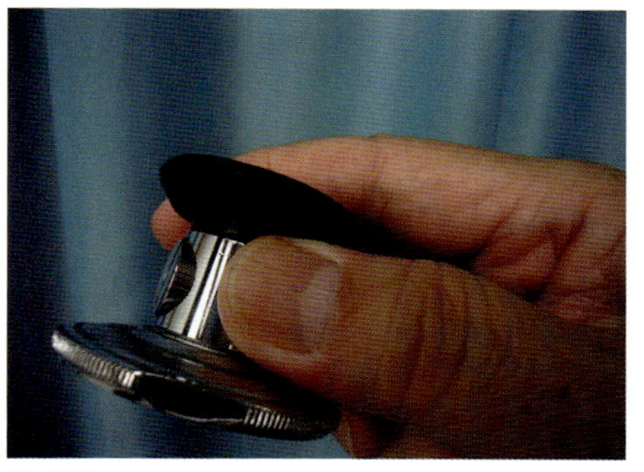

図12 聴診器の持ち方

聴診器は，チェストピースをしっかりもって胸壁から浮かないように動きをコントロールする．

表2 気道径（d），気道の長さ（l）と安静換気時のレイノルズ数（Re）

	d（cm）	l（cm）	Re
気管	1.80	12.00	2,325
主気管支	1.22	4.76	1,719
葉気管支	0.83	1.90	1,281
区域気管支	0.56	0.76	921
亜区域気管支	0.45	1.27	594
亜亜区域気管支	0.35	1.07	369

［世良俊博，谷下一夫：Med Imag Tech **20**：654-659，2002 をもとに作成］

- 肺音の聴診では吸気，呼気を意識して聴く．**肺の大半で聴かれる正常呼吸音は肺胞音**で，吸気音ははっきり聴こえるが呼気音は小さい．**呼気音が気管から離れた部位でもはっきり聴こえれば気管支音化**で軽度の気道狭窄（喘息のコントロールがやや不良[10]）か，肺炎などで肺が硬くなり呼吸音の伝道が強まっている．虚脱率が 50%以下の気胸は聴診では意外にわかりにくい[11]．疑いがあれば画像で確認する．
- **クラックルは一定の肺容量になって発生する（閉じていた気腔が急激に開放する）ため，深く吸気しないと発生しない**．**ウィーズも一定の流量がないと気道壁の振動（フラッター）が生じず，発生しない**ので，早い呼吸をさせしっかりと呼出させて確認する．肺の病変部位では吸気での空気の流入と広がりが遅れる．肺炎でも軽症，中等症では少し浅い呼吸になって病変部への空気の流入が遅れたり，なくなったりするため，深く吸気させないとクラックルが発生しない．重症では低酸素血症などで換気が亢進し深く早い呼吸になりやすいので患者のペースで呼吸していてもクラックルが発生する．
- 連続性ラ音の**ウィーズ，rhonchi（ロンカイ）は気道病変を表すので胸部 X 線では異常を示さず**，断続性ラ音の**クラックルは肺胞病変を表すので胸部 X 線異常を認めることが多い**．身体所見や画像とも対比しながら聴診で診断的な有用性が高まる．聴診部位ごとに肺音の特徴がある．前胸部，背部とも左右上下で聴くと効率よくカルテ記録もできる（図 13）．
- 前胸部の上部では，喘息患者では深吸気させ，低音に注意すると安定期でも rumble（ランブル）が聴かれることがある．患者にも聴かせて「ここまで深く吸わないと吸入薬が必要なところに届かない」と説明すると吸入手技が改善する．前胸部の下部（右は中葉，左は舌区に相当）でランブルやロンカイが聴かれる時は，花粉症や上気道炎などで鼻の

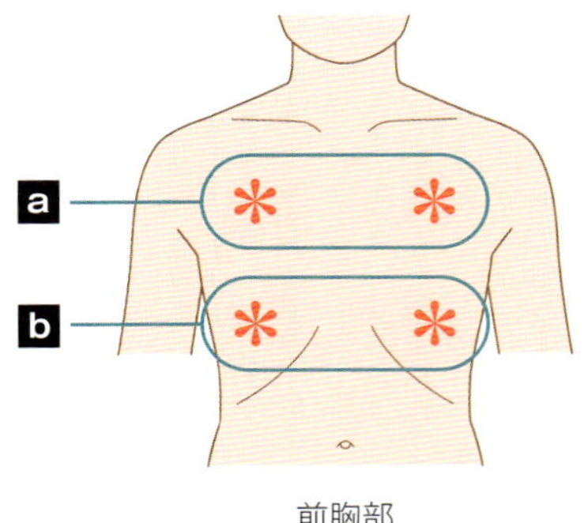

前胸部

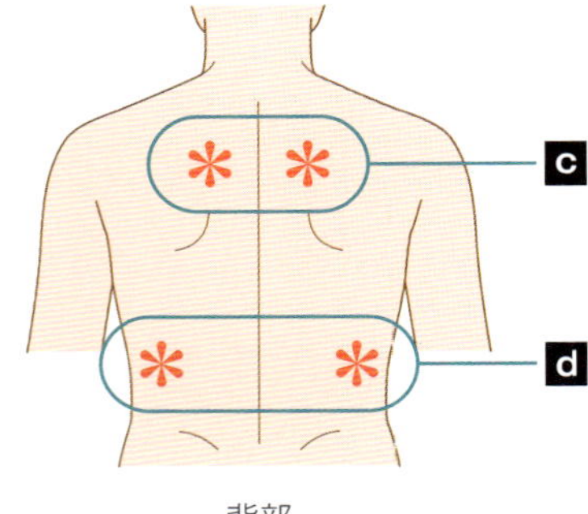

背部

図 13 ルーチンでの聴診部位

a：喘息の吸気ランブル．**b**：鼻がわるい時．
c：気管支音．**d**：クラックル．
前胸部（**a**）では，喘息患者では深吸気時に鎖骨の下でよくランブルが聴かれる．前胸部の下部（**b**）ではランブルやロンカイが聴かれる時は花粉症や上気道炎などで鼻炎の悪化が疑われる．背部では両側肩甲骨の内側（**c**）で気管支音が正常でも聴かれる．両側の下部（肺底部）（**d**）では間質性肺炎のファイン・クラックルが聴かれる．高齢者の誤嚥性肺炎でも両側でクラックルが聴かれるが右に多い．左の肺底部は下葉気管支が臥位で左房に押される位置にあるので，心不全や人工呼吸患者で肺炎を起こしやすい．

具合がわるいことが多い．副鼻腔気管支症候群でも様々な副雑音が聴こえる．肺音が悪化していれば気管支炎として治療する．ウィーズは音が澄んでいれば monophonic wheezes（モノフォニック・ウィーズ）（▶**「Ⅲ-2．連続性ラ音」図 2 参照**）で，気管支拡張薬で簡単に治療できる．濁った音のウィーズは **polyphonic wheezes（ポリフォニック・ウィーズ）**（▶**「Ⅲ-2．連続性ラ音」図 3 参照**）で**全身的なステロイド投与が必要**である[8]（図 14）．

- 背部の上部では，気管支音が聴かれるが，副雑音は出にくいので症状がなければ省略してよい．肺底部は間質性肺炎，誤嚥性肺炎など所見の多い部位である．間質性肺炎では左右同程度のクラックルを聴くことが多い．左肺底部は特に心拡大や人工呼吸管理中では左下葉枝が左房で圧迫されるため肺炎が起こりやすい．誤嚥では右にクラックルが多い．このように，よく聴かれる肺音を念頭におき，聴診器をしっかり当てて大きく早い呼吸で聴診し，聴き逃しを防ぐ．問診，視診から始まる診察で呼吸，循環の病態が簡単に把握でき，患者とも良好な関係が構築できる．

文献

1) 宮城征四郎：理学的検査法―胸部．Medicina **23**：2236-2242, 1986
2) 長坂行雄：Dr. 長坂の身体所見でアプローチする呼吸器診療―息切れの診察．呼と循 **64**：593-598, 2016
3) 泉 清彦ほか：非結核性抗酸菌症の疫学．呼吸器ジャーナル **66**：542-548, 2018
4) 長坂行雄：Dr. 長坂の身体所見でアプローチする呼吸器診療―間質性肺炎とその周辺．呼吸器ジャーナル **66**：490-498, 2018
5) 千住秀明ほか：万歩計による呼吸リハビリテーションの評価．理療と作療 **14**：705-711, 1980
6) Coffey A et al：Altered supraspinal motor networks in survivors of poliomyelitis：a cortico-

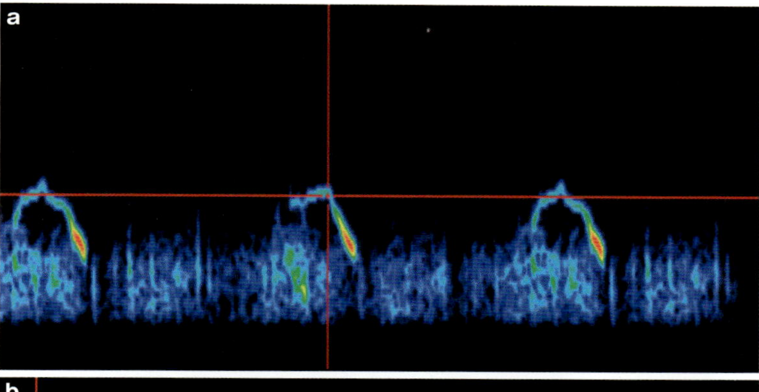

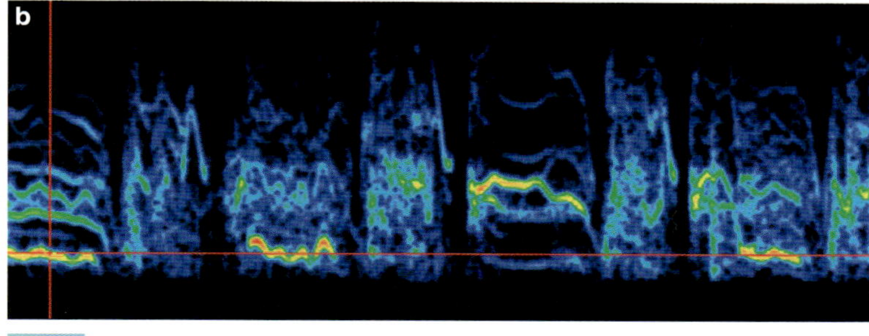

図 14 モノフォニック・ウィーズとポリフォニック・ウィーズの違い

a：モノフォニック・ウィーズのサウンドスペクトログラム.
b：ポリフォニック・ウィーズのサウンドスペクトログラム.
横軸は時間で 10 秒間, 縦軸は周波数（Hz）で赤い横線が **a** では 400 Hz, **b** では 100 Hz である. 音の強さは色と明るさで表される. **a** の黄色から赤に変わる 3カ所の山形の曲線がウィーズで 1 本だけのモノフォニック・ウィーズで澄んだ音になる. **b** では多数の明るい横に伸びるウィーズが記録されている. 不協和音になるので濁った音になる.

muscular coherence study. Clin Neurophysiol **132**：106-113, 2021

7) Petty TL：Cover page figure. Chronic Obstructive Pulmonary Disease, 2nd Ed, Marcel Dekker, New York, 1985
8) Nagasaka Y：Lung sounds in bronchial asthma. Allergol Int **61**：353-363, 2012
9) 世良俊博, 谷下一夫：気管から肺胞に至る気道内流れとガス輸送. Med Imag Tech **20**：654-659, 2002
10) Shimoda T：Lung sound analysis and airway inflammation in bronchial asthma. J Allergy Clin Immunol Pract **4**：505-511, 2016
11) Hayashi N：Detection of pneumothorax visualized by computer analysis of bilateral respiratory sounds. Yonago Acta Med **54**：75-82, 2011

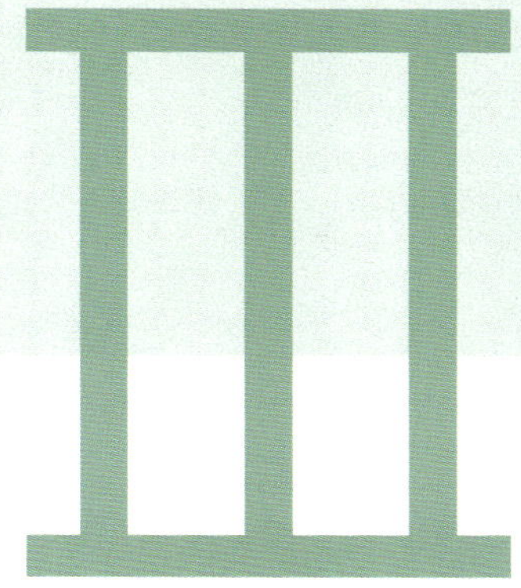

肺音と疾患・病態

1 呼吸音の正常と異常

a 正常な呼吸音とは

- 正常呼吸音の特徴と聴診のポイントは，以下の 3 点である．

> ①呼吸音は気管支内の乱流によって発生し，肺を通して胸壁に伝わる．
> ②正常呼吸音は気管周囲以外では肺胞音であり，吸気音はよく聴こえるが呼気音は聴こえにくい．
> ③呼吸音は 400 Hz くらいと心音と比べて高調であるため，聴診器をしっかりと当てて聴く．

- **呼吸音**は太い（中枢）気管支を流れる空気の乱流によって発生する雑音である．この乱流雑音が**ハイカット・フィルター**（高調な音を伝えにくい）である肺を通って胸壁に伝わり呼吸音として聴取される[1]．
- 呼吸音（▶「I．肺聴診の歩み」図 7 参照）は，健常人においても肺の換気運動で聴かれる音である．**肺胞（呼吸）音**（図 1a，▶4）と**気管支（呼吸）音**（図 1b，▶5）に分けられる[2]．肺胞音は，軟らかい感じの吸気音が聴こえるが，呼気音はほとんど聴こえない．一方，気管支音は，呼気もはっきりと聴かれる．正常では，気管支音は気管の近くで聴かれ，それ以外の広範囲で肺胞音が聴かれる．
- なお，気管支音が本来肺胞音が聴かれるべき末梢の部位で聴かれる場合に**気管支（呼吸）**

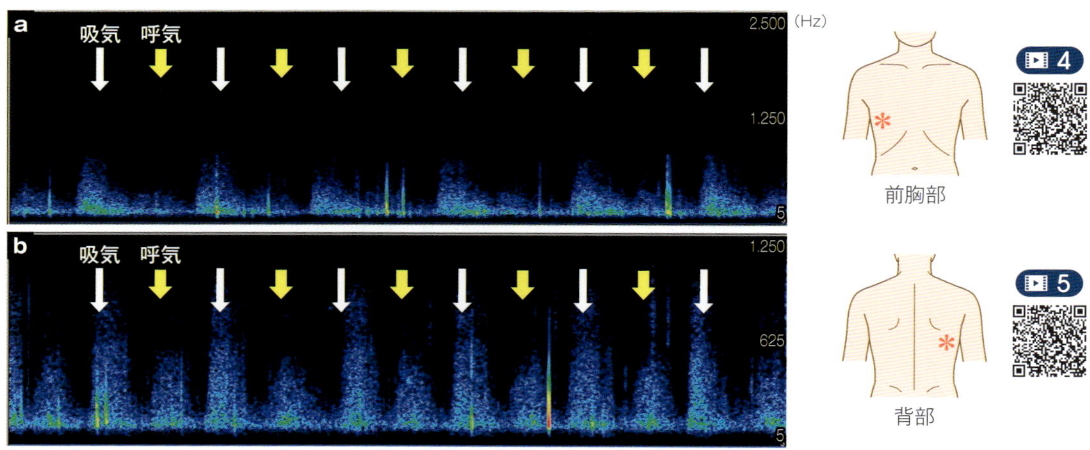

図 1　肺胞音と気管支音のサウンドスペクトログラム
横軸は時間（10 秒間），縦軸は周波数．音の強さは色の明るさで示し，呼吸音は青い山の形を示している．
a：肺胞音．吸気の山（⇨）が呼気の山（➡）よりも高く，明るく大きい（＝音が大きい）．吸気音が呼気音よりもずっと大きいことを示す．
b：気管支音．吸気の山と呼気の山の高さはほぼ同じで，吸気の山のほうが少し明るい．呼気音もはっきりと聴こえることがわかる．

音化と呼ぶが，音の性質は気管支音と同じである．

b 呼吸音の異常：呼吸音が聴こえにくくなる病態と気管支音化する病態

- 呼吸音の異常には，減弱，消失（＝呼吸音が聴こえにくくなる）と増強（≒呼吸音が気管支音化する）がある．
- 呼吸音の減弱，消失は以下のいずれかが原因となる．

> ①気管支内で乱流が発生しにくい状態（気流速度が遅いなど）
> ②音が伝わりにくい場合：肺が過膨張，あるいは胸水貯留や気胸など

- 呼吸音の増強（≒気管支音化）は，逆に以下のいずれかによる．

> ①気管支内の乱流が強くなって音源の音が大きくなる状態（気道狭窄など）
> ②肺が硬くなって，音が伝わりやすくなる場合（間質性肺炎など）

1）呼吸音が減弱する病態

a）気胸

- 気胸では患側の肺に入る（＝気管支を通過する）気流が減る．さらに，縮んだ肺と胸壁との間に空気によって（＝肺組織がないことによって）音の伝搬が障害され，呼吸音が減弱する[3]．
- しかし，**気胸は虚脱率が50%を超えないと，聴診ではわかりにくい**．呼吸音の大きさの健側と気胸側との差は，虚脱率が50%以上であれば2倍以上であるが，50%未満では1.5倍程度の差しかない[4]．そのため，呼吸音から気胸の推定は困難なことがある．吸気時に痛みが増強する胸膜痛を自覚し，息切れで気胸が疑わしい時には胸部X線で確認する．
- **緊張性気胸ではwheezes（ウィーズ）が聴かれ**，重症の喘息発作のような強い呼吸困難，起坐呼吸と頸静脈の著しい怒張がみられる．軽症の左側の気胸，気縦隔の所見としてHamman's（ハマンズ）サインがある．この音は破裂音でcrackles（クラックル）と区別することは困難である．陽性率も低いが，時に聴診器なしでも聴取する大きな音のことがある．

b）胸水貯留

- 胸水貯留では，**縮んだ肺への気流が減**って発生する音が小さくなる．また肺と胸壁との間の**水によって音の伝搬が障害される**ので，胸壁で聴く呼吸音が減弱する．片側性の胸水貯留（結核や癌性胸膜炎で多い）は呼吸音の左右差でわかりやすいが，両側性胸水貯留（膠原病や心不全で多い）ではわかりにくい．胸水貯留では低調な音も伝わりにくくなるので，胸壁に手のひらを当てる触覚振盪の減弱がわかりやすい所見になる．打診上の濁音，呼吸音の減弱とも組み合わせて判断する[5]．胸膜摩擦音，ヤギ音の陽性率は低

い（▶「III-4．その他の雑音」参照）．

- 一般に，300 mL 以上の貯留があれば身体所見で胸水の貯留が推定できる．聴診所見は主に呼吸音減弱である．胸水は通常は背面下部の後側溝から貯留する．呼吸音減弱や打診上の濁音では，腹腔内臓器との境界がわからない．触覚振盪の減弱も有用な所見である．手のひらを当てて「ひと一つ」と発声させて胸壁での振動が減弱していれば触覚振盪の減弱で，胸水貯留を示す[6)]．

c）無気肺

- 無気肺（完全虚脱および肺容量の減少だけの肺虚脱）の原因には，①気道閉塞や狭窄による吸収性無気肺と，②胸水，気胸などで肺が圧迫される受動性無気肺がある．無気肺では気管支内の気流がないので呼吸音が発生せず，呼吸音が減弱，消失する．しかし，肺容量の減少に伴って呼吸音が発生しない範囲は狭くなり，**隣接する部分の呼吸音が伝わって肺葉単位の無気肺でも聴診ではわかりにくいことがある**．気道閉塞による吸収性無気肺では気道狭窄によって気管支音化やウィーズが聴かれることがある[7)]．
- 気道異物の誤嚥では，1 週間以上になると無気肺の頻度は増えるが，呼吸音減弱の頻度は減少したとする報告がある[8)]．聴診によって無気肺を推定することは困難なことがある．しかし，胸部画像と併せれば無気肺の程度と原因の推定も可能である．

2）呼吸音が増強（気管支音化）する病態

- 呼気の音がはっきりと聴こえる気管支音（図 1b）は，健常人では気管に近い上胸部の中央で腹側，背側ともに聴かれる。気管や主気管支で発生する大きな呼吸音が，含気の多い肺組織による減弱を受けないことによる．これ以外の部位で呼気音がはっきりと聴かれれば気管支音化である．
- **気管支音化**は呼吸音の音源（気管，気管支内の乱流）で発生する音が大きくなること（喘息の気道攣縮，器質的な気道狭窄など）と，**肺が硬く，伝音性がよくなる**（間質性肺炎など）と胸壁にもより強く音が伝わることによる．
- 気管支喘息では，気道炎症があると気道狭窄が軽度で，ウィーズには至らない程度の気道攣縮や狭窄で，気流の乱流が強まって呼気，吸気とも音が大きくなり気管支音化する[9, 10)]．

■ 文献

1） Forgacs P：The functional basis of pulmonary sounds. Chest **73**：399-405, 1978

2） Mikami R et al：International symposium on lung sounds synopsis of proceedings. Chest **92**：342-345, 1987

3） Mansy HA et al：Pneumothorax effects of pulmonary acoustic transmission. J Appl Physiol **119**：250-257, 2015

4） Blanco M et al：Distribution of breath sound images in patients with pneumothoraces compared to healthy subjects. Respiration **77**：173-178, 2009

5） Wong CL et al：Does this patient have a pleural effusion? JAMA **301**：309-317, 2009

6） Diaz-Guzman E, Buder MM：Accuracy of the physical examination in evaluating pleural effusion. Cleve Clin J Med **75**：297-303, 2008

7） Tokar B et al：Tracheobronchial foreign bodies in children：importance of accurate history and

plain chest radiography in delayed presentation. Clin Radiol **59**：609-615, 2004
8) Ibrahim Sersar S et al：Inhaled foreign bodies：management according to early or late presentation. Eur J Cardiothorac Surg **28**：369-374, 2005
9) Shimoda T et al：Prediction of airway inflammation in patients with asymptomatic asthma by using lung sound analysis. J Allergy Clin Immunol Pract **2**：727-732, 2014
10) Habukawa C et al：High-pitched breath sounds indicate airflow limitation in asymptomatic asthmatic children. Respirology **14**：399-403, 2009

2 連続性ラ音

a 連続性ラ音とは

- 連続性ラ音は，呼吸により胸郭内気道から発生する異常な音のうち一定時間以上持続する連続音で，吸気にも呼気にも認められる．胸壁の広い範囲で聴取され，気管上の頸部にもよく伝搬する．
- 低音性連続性ラ音（いびき様音，ロンカス/ロンカイ）と高音性連続性ラ音（笛様音，ウィーズ）に大別され，スクウォークを呈することがある．
- 気管支喘息，慢性閉塞性肺疾患（COPD），心不全，気管/気管支狭窄などで聴取される．

1）低音性連続性ラ音

- **250 ms 以上**持続する，**200 Hz 以下**の音程の**低い連続音**のことをさす[1,2]．
- 擬音語表記として，**いびき様音**や鼾音，類鼾音の他，**ロンカス/ロンカイ**，**rhonchus/rhonchi** とも記載される（以降，本項ではロンカイと記す）．
- 気道内気流の存在下での気道壁の振動による連続音である．

2）高音性連続性ラ音

- **250 ms 以上**持続する，**400 Hz 以上**の音程の**高い連続音**のことをさす[1,2]．
- 擬音語表現として，**笛様音**や笛音，笛声音の他，**ウィーズ**，**wheeze/wheezes** とも記載される（以降，本項ではウィーズと記す）．
- 気道内気流の存在下での気道壁の振動による連続音である．

3）スクウォーク

- squawk（スクウォーク）は**吸気後半**に発生する**短い音**で**「キュッー」「クゥ」**と聴こえ，**連続音**として認識される．持続時間は通常 100 ms 以上あるが，さらに短いものもある．
- 閉塞していた気道が吸気により解放される際に発生する．発生前後に**断続性ラ音を伴う**ことが多い．

> 付記　連続性ラ音とされない連続音：stridor（ストライダー）
>
> ストライダーは患者から離れた場所でも聴取できる**大きな音**の**連続音**で，**吸気性喘鳴**ともいわれる．**上気道狭窄**，**喉頭攣縮**，**頸部気管狭窄**などが原因で発生し，**音源が胸腔外**にあるので吸気に出現する．胸郭外から発生する音であり，連続性ラ音とはされない（胸腔内気管あるいは主気管支の狭窄に伴い，呼気に大きな音の連続音が出現することがある．胸郭内の気道狭窄により発生する音は，連続性ラ音に分類される）．

4）単音性連続性ラ音（モノフォニック・ウィーズ）と多音性連続性ラ音（ポリフォニック・ウィーズ）

- 低音性連続性ラ音と高音性連続性ラ音の発生には共通機序が多い．このため，連続性ラ音をこれらに分類する根拠に乏しいという議論がある．基礎・教育に関する欧米の成書でも[3~5]，ロンカイとウィーズを独立した範疇として扱わず，連続性ラ音を音調や個数，出現様式などと気道病変の特徴を関連付けて記載している．

a）単音性連続性ラ音（monophonic wheezes）

- 連続性ラ音の多くは単音性である．喘息などで，連続性ラ音が呼気あるいは吸気もしくはその両方に再現性をもって出現する．

b）固定単音性連続性ラ音（fixed monophonic wheeze）

- **腫瘍，気道異物，瘢痕性狭窄，気管支内肉芽腫**で，**音の高さがほぼ固定**された，**単調な**連続性ラ音が出現することがある．吸気・呼気ともに出現する場合，音の周波数はしばしば異なる．**体位変換**に依存するラ音の**出現・消失**は，**気管支内の狭窄性病変**を示唆する有用な所見である．

c）ランダム単音性連続性ラ音（random monophonic wheezes）

- 喘息などで**複数の**単音性連続性ラ音が聴取される場合には，ラ音はランダムに出現し，持続時間が異なり，しばしば重なって発生する．多数の連続性ラ音が聴取されると感じる場合でも，**ラ音数は比較的少ない**．連続性ラ音は**広い範囲の胸壁に伝搬**するため，ラ音数が多いように感じる．

d）呼気多音性連続性ラ音（expiratory polyphonic wheezes）

- **音の高さが異なる複数の連続性ラ音**が呼気や努力呼出時に発生する．典型的にはすべてのラ音が**同時に出現**し，**呼気終末まで継続**する．安静呼吸での呼気多音性連続性ラ音の出現は，広範囲の気道閉塞の存在を示す．ラ音は太い気道で発生するとされ，喘息，肺気腫などすべての**閉塞性肺疾患**で聴取されうる．
- 健常人でも最大努力呼出で多音性連続性ラ音が出現しうる[3~6]．筆者の経験では，健常の喫煙・既喫煙者，喘息の既往者，副鼻腔炎のある対象などで努力呼出時に連続性ラ音がしばしば出現する．

b 主な疾患から収録した連続性ラ音

1）気管支喘息（▶「III-7．喘息，COPD の肺音」も参照）

- 気管支喘息は**気道の慢性炎症性疾患**であり，種々の刺激に対する**気道過敏性**を示し，**可逆性，変動性の気道狭窄症状**を呈する．
- 様々な連続性ラ音が発生し，聴診所見が診断に有用である．

a）気管支喘息：ロンカイ（図 1，🎧1）

- 図 1 では，吸気のラ音の基本周波数は **140 Hz から 100 Hz** へと低下している．呼気では **150 Hz** 付近に 2 つのラ音が出現している．ランダム単音性連続性ラ音である．

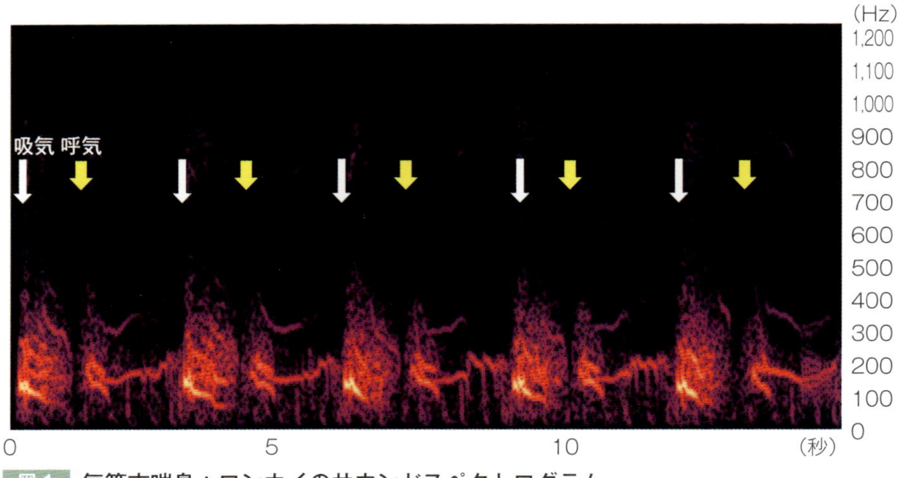

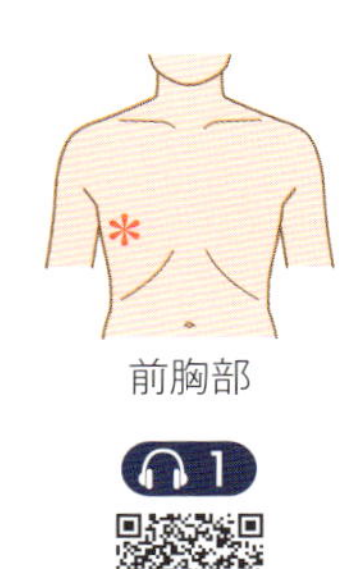

図 1　気管支喘息：ロンカイのサウンドスペクトログラム

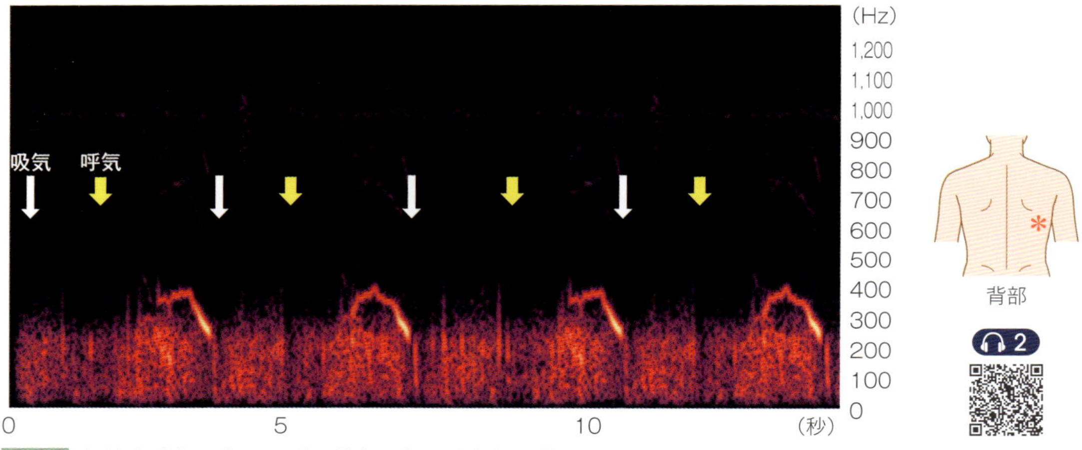

図 2　気管支喘息：ウィーズのサウンドスペクトログラム．

b）気管支喘息：ウィーズ（図 2，🎧2）

- 図 2 では，喘息の高音性連続性ラ音が呼気開始すぐから出現している．基本周波数は，**400 Hz** から始まり，**420 Hz** 程度に高くなり，呼気終末には **250 Hz** 程度に低下している．単音性連続性ラ音である．

c）気管支喘息（発作中）：ロンカイおよびウィーズ（図 3，🎧3）

- 図 3 では，気管支喘息（発作中）の低音性および高音性連続性ラ音（いびき様音，ロンカイおよび笛様音，ウィーズ）が出現している．詰まったような呼吸音とともに **250 Hz, 400 Hz, 600 Hz** 付近に基本周波数をもつラ音を認める．
- 呼気は全相にわたって，基本周波数の異なるラ音が同時に出現し，呼気末期で同時に終了している．ランダム単音性連続性ラ音および多音性連続性ラ音が混在している．

2）気管/気管支狭窄

- **肺癌による気道狭窄**，**気管支結核の治癒**で生じる**瘢痕性収縮による気道狭窄**などで固定

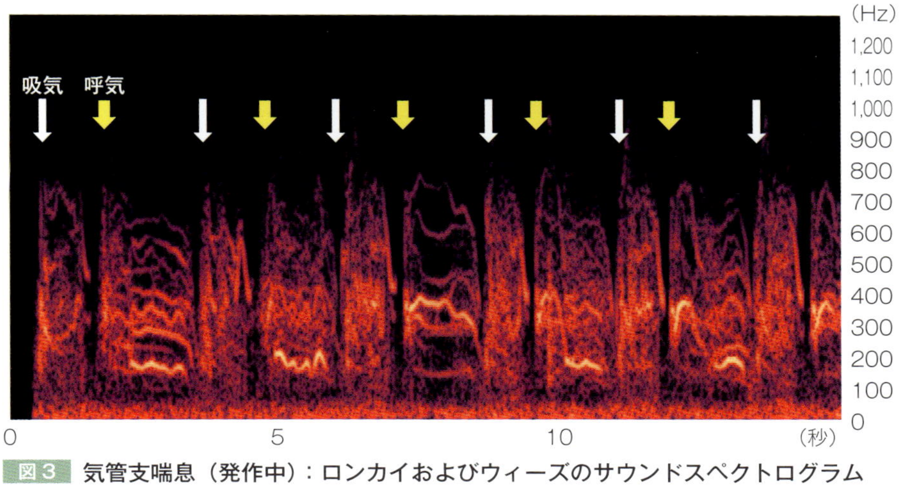

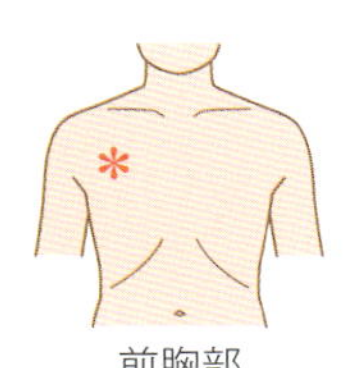

3

図3 気管支喘息（発作中）：ロンカイおよびウィーズのサウンドスペクトログラム

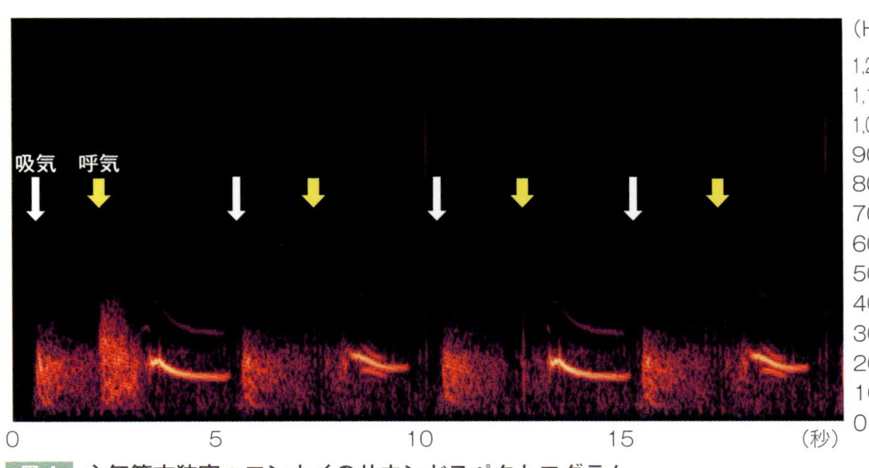

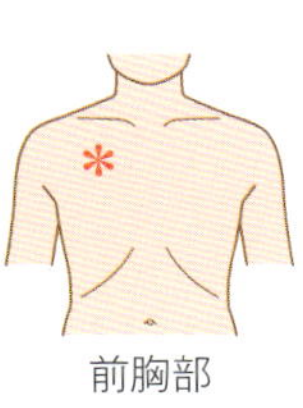

4

図4 主気管支狭窄：ロンカイのサウンドスペクトログラム

単音性連続性ラ音を生じる．後者では，長期にわたって喘息と誤診されていることがある．

a）主気管支狭窄：ロンカイ（図4，4）

- 図4では，**200 Hz 前後**に基本周波数を認める．呼気終末に向けて音程が低くなっているが，**単調な音**に聴こえる．長期間，喘息と診断されていたが，主気管支部に**狭窄病変**を認めた．固定単音性連続性ラ音である．**呼気延長**も認める．

b）気管支狭窄：ウィーズ（図5，5）

- 図5は**800 Hz〜1,100 Hz**前後の連続性ラ音である．**気管支狭窄病変**が存在した．音程は変動するが，聴覚的には**単調なラ音**で，固定単音性連続性ラ音である．**呼気延長**を認める．

3）心不全

- 心不全では，**肺うっ血**，**肺水腫**，**気道浮腫**が生じ，連続性ラ音が発生する．気道内に水

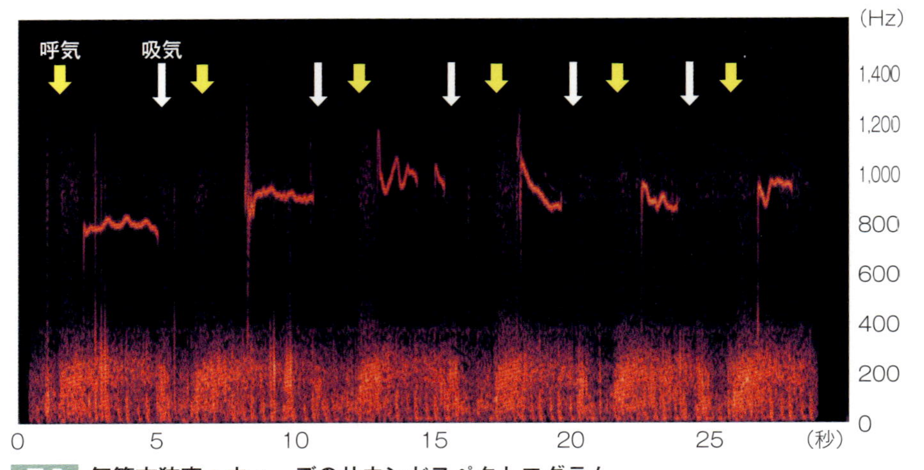

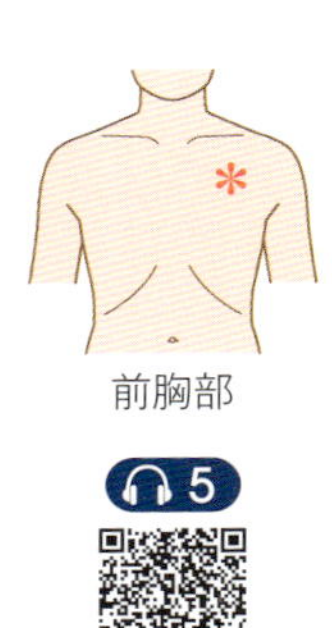

図5 気管支狭窄：ウィーズのサウンドスペクトログラム

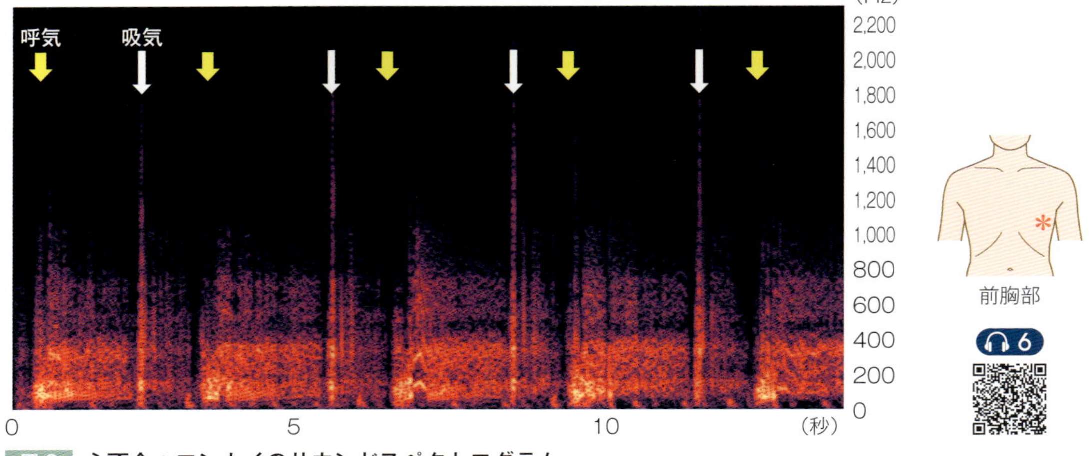

図6 心不全：ロンカイのサウンドスペクトログラム

腫液が貯留すると，しばしば断続性ラ音を伴う．心不全で連続性ラ音が発生する病態を心臓喘息と呼ぶことがある．

a）心不全：ロンカイ（図6，6）

- 図6では**約120 Hz**の連続性ラ音を認める．この症例では基本周波数や倍音の描出は喘息のラ音に比較し明確ではない．断続性ラ音は縦のスパイクとして描出されている．

4）慢性閉塞性肺疾患（COPD）（▶「III-7．喘息，COPDの肺音」も参照）

- 有害物質の長期吸入などにより生じる，**気流閉塞**を主徴とする疾患である．**気腫型病変**優位型（≒肺気腫）と**末梢気道病変**優位型（≒慢性気管支炎）がある．
- 安静時にも連続性ラ音が出現するが（III-7を参照），**努力呼出**により気流閉塞が明瞭となり，連続性ラ音が増強される．呼気や努力呼出時に呼気多音性連続性ラ音が聴取されることがある．

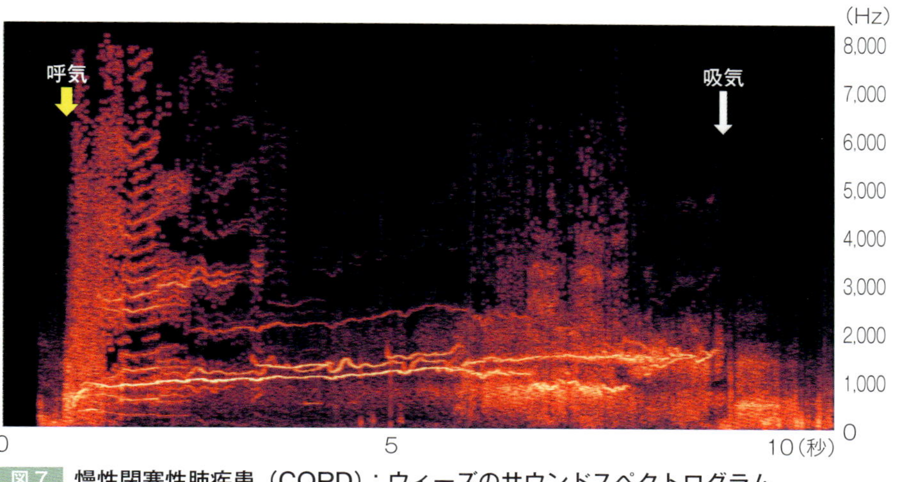

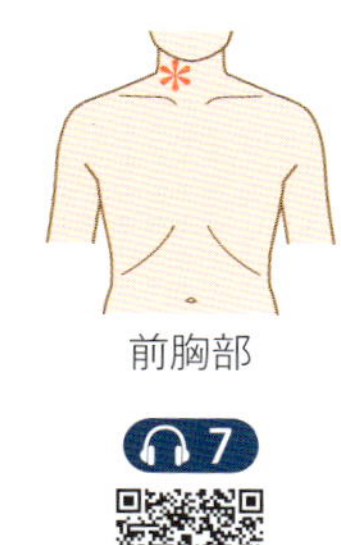

図7 慢性閉塞性肺疾患（COPD）：ウィーズのサウンドスペクトログラム

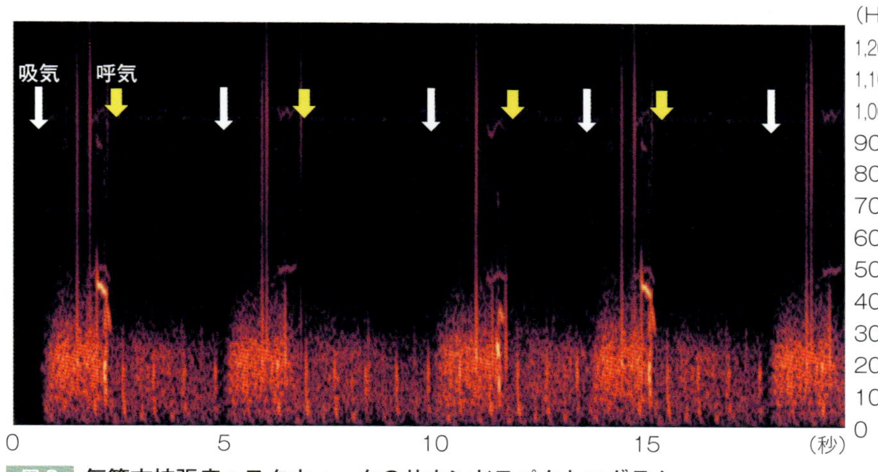

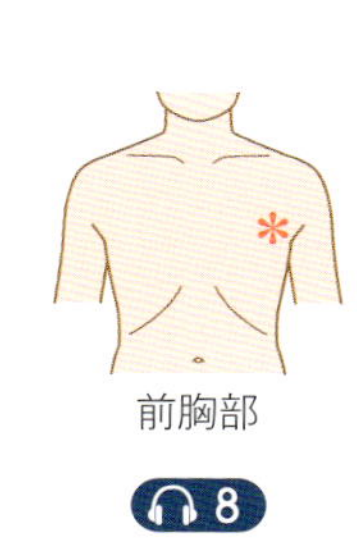

図8 気管支拡張症：スクウォークのサウンドスペクトログラム

a）慢性閉塞性肺疾患（COPD）：ウィーズ（図7，7）

- 図7は**最大**に近い**努力呼出時**の**頸部で記録した**連続性ラ音である．**大きな音**のラ音で，**約450 Hz**から始まり，**1,000 Hz から 1,500 Hz**へと高くなっていく．最初から，同時に複数の連続性ラ音が出現し，呼出終了まで継続する．呼気多音性連続性ラ音である．

5）その他（スクウォークを示す疾患）

- **過敏性肺炎，肺線維症/特発性間質性肺炎，リウマチ肺/膠原病肺，石綿肺，多発血管炎性肉芽腫症（Wegener 肉芽腫症），気管支拡張症，細気管支炎，肺炎**など**多様な疾患**でスクウォークを認めることがある．前述（ⓐ-3）の項）したように，**吸気後半に「キュッー」「クゥ」とした音**として聴かれる．閉塞していた気管支が吸気により開く音とされる．**断続性ラ音を伴う**ことが多い．

a）気管支拡張症：スクウォーク（図 8，🎧8）

- 図 8 では，**400〜440 Hz** 程度の音の高さで**約 350 ms 持続**するスクウォークを認める．**100 Hz，200 Hz 付近**にも **100 ms 程度**のスクウォークが出現している．断続性ラ音は縦のスパイクで描出される．

■ **文献**

1）三上理一郎：特集 肺の聴診に関する国際シンポジウム—ラ音の分類と命名．日医師会誌 **94**：2050-2055, 1985
2）Mikami R et al：International symposium on lung sounds：synopsis of proceedings. Chest **92**：342-345,1987
3）Forgacs P：Lung Sounds, Bailliere Tindall, London, 1978
4）Lehrer S：Understanding Lung Sounds, W.B.Saunders, Philadelphia, 1984
5）伊賀六一，小林龍一郎（監）：呼吸音のアセスメント—正常と異常音，HBJ 出版局，東京，1993
6）Gavriely N：Breath Sounds Methodology, CRC Press, London, 1995
7）川城丈夫（監）：CD による聴診トレーニング 呼吸音編，南江堂，東京，2011
8）米丸　亮，櫻井利江（編）：新装版 ナースのための Web 音源による呼吸音聴診トレーニング，南江堂，東京，2019

3 断続性ラ音

a 断続性ラ音とは

- 断続性ラ音は副雑音の中で途切れて聴こえるものをさし，単に断続音ということもある．英語では discontinuous sound または crackles（クラックル）という[1]．
- クラックルは閉じていた気道の急激な開放により発生すると考えられている．
- 断続性ラ音は，粗い音（250〜500 Hz）である coarse crackles（コース・クラックル）と細かい音（500〜1,000 Hz）である fine crackles（ファイン・クラックル）とに分けられるが，実際には判別が難しいこともある．
- コース・クラックルとファイン・クラックルとでは，聴取されるタイミングが異なる[1]．コース・クラックルが吸気の前半で聴かれるのに対し，ファイン・クラックルは吸気の後半〜終末に聴かれることが多い（▶**「I．肺聴診の歩み」図 15 参照**）[1,2]．この位相の違いは音の発生する部位の違いによるもので，ファイン・クラックルがより末梢で発生すると考えられている（▶**「I．肺聴診の歩み」図 16 参照**）[2]．また，コース・クラックルが聴かれるタイミングは気道内の分泌物の粘稠度や硬さによっても変化する．
- ファイン・クラックルの長さは約 5 ms，コース・クラックルは約 15 ms とされ，コース・クラックルのほうが長く聴こえる．

b 断続性ラ音聴取のポイント

- コース・クラックルが咳嗽に影響され，口に放散するのに対し，ファイン・クラックルは咳嗽に影響されず，口に放散しない．
- コース・クラックルは粗い不揃いな音として聴取される．日本語で水泡音と表記されるように，比較的太い気道内に分泌物がある場合に，吸気または呼気時に分泌物の膜が破れて生じる音である．気道分泌物が増える肺炎や気管支炎などで聴かれることが多いが，うっ血性心不全で肺胞や気管支内腔に水腫液が生じた場合にも聴かれる．
- ファイン・クラックルは捻髪音と表記されるように，耳のそばで毛髪をねじった際に生じるような細かく，揃った音である．捻髪音は呼気時に閉塞した末梢気道が吸気時に急激に開放する際に生じると考えられており，間質性肺疾患で聴かれることが多い．
- ファイン・クラックルの中でもマジックテープをはがす時の音に類似したバリバリ音のことを，マジックテープの製造会社の名前に因んで Velcro ラ音ということがある．
- コース・クラックルとファイン・クラックルとの判断が難しい場合には，深呼吸や咳嗽による音の変化に注意する．ファイン・クラックルが深吸気で増強するのに対し，コース・クラックルは深吸気の影響を受けにくい．またファイン・クラックルが咳嗽の影響を受けないのに対し，コース・クラックルは咳嗽により減弱・消失することがある．

1）肺炎（▶「III-5. 肺炎の肺音」も参照）

- コース・クラックルが聴取される（図1，▶6）．主に吸気で，やや後期に聴かれるが，回復とともに吸気のより後半に，より小さく低い音で聴かれるようになる[3]．呼気で聴取することもあるが，吸気に比べて少なく，目立たない．
- 急性咳嗽の患者3,104人を対象とした検討では，聴診でクラックルが聴かれた場合，細菌性肺炎と診断されるオッズ比が4.66（95%信頼区間：2.25～9.65）と高いことが示されている[4]．
- 肺炎マイコプラズマなどによる非定型肺炎では，頑固な咳がある一方，ほとんど痰がなく，胸部聴診上も所見が乏しいことが知られている[5]．国内の30施設が参加した研究では，肺炎球菌による肺炎では副雑音を認めない患者が15%程度であったのに対し，肺炎マイコプラズマによる肺炎では70%以上の患者で副雑音を聴取しなかった[6]．また，オウム病では40%弱の患者で副雑音を聴取しなかったと報告されている[6]．

2）肺結核・非結核性抗酸菌症

- 肺結核では聴診上所見がない場合も多いが，小山らは肺結核患者の39.1%でコース・クラックルが聴取されたと報告している（32.5%の患者では聴診で異常なし）[7]．
- 喀痰のある肺結核患者では50%以上にコース・クラックルが聴かれたが，喀痰なしまたはごく少量の例では聴取されなかった[7]．
- 非結核性抗酸菌症では，54%の患者でコース・クラックルが聴取されたと報告されている．一方，類似の症状・画像所見を呈する**びまん性汎細気管支炎**（diffuse panbronchiolitis：DPB）では100%の患者でコース・クラックルが聴取された[8]．

3）気管支拡張症・DPB

- コース・クラックルが聴取されるが，なかでも喀痰量の多いウェットタイプで高率に聴取される（図2，▶7）．吸気の早期に聴かれるが，呼気に聴取することもある[9]．
- 気管支拡張症の患者では，クラックルと同時にウィーズ（wheezes）を聴取することも少なくない．CTで診断した気管支拡張症の場合，小児期発症例では64%でクラックルが，22%でウィーズが聴取された[10]．一方，成人発症例では，22%でクラックル

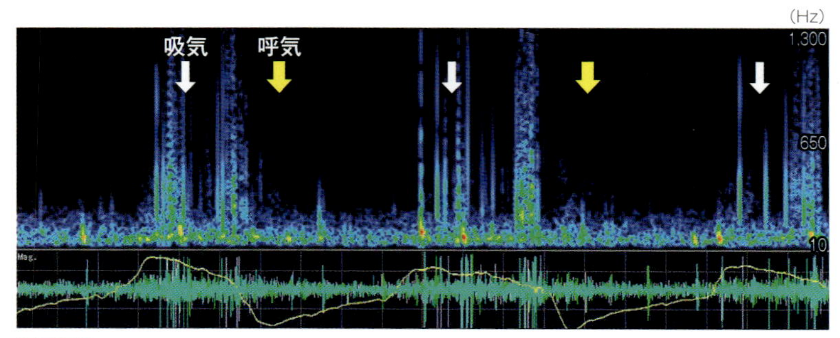

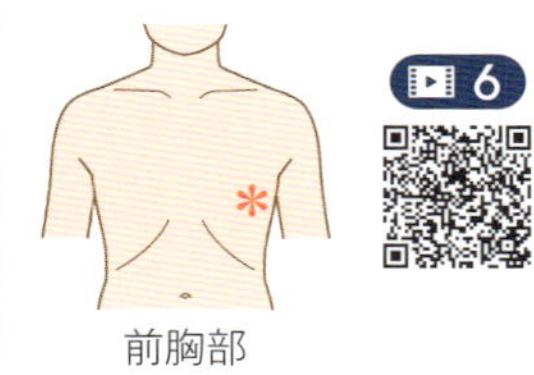

図1 左下葉の肺炎のサウンドスペクトログラム
左肺底部．吸気時にバラバラのタイミングでクラックルを認める．

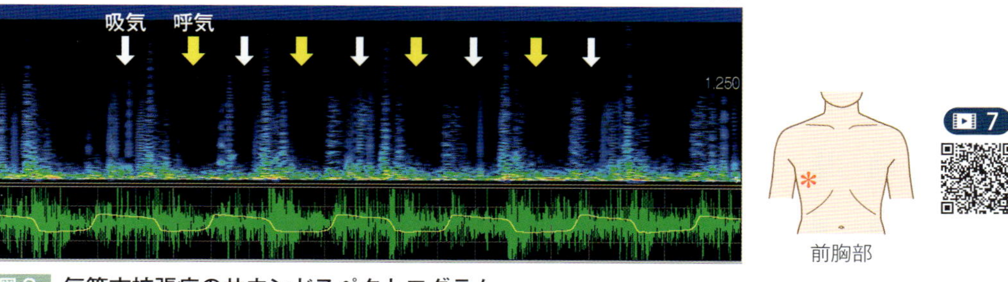

図2 気管支拡張症のサウンドスペクトログラム
吸気時だけでなく，呼気時にもクラックルがあることがわかる．

を，23%でウィーズを聴取したと報告されている[10]．これは小児期発症例で喀痰量の多いウェットタイプが多いためと考えられる．

- DPB でも基本的に気管支拡張症と同様の肺音が聴取される．マクロライド少量長期投与などによって喀痰量が減少すると，ドライタイプの気管支拡張症と同様にクラックルが聴かれなくなることもある．

4）うっ血性心不全

- 軽度の間質性肺水腫では気管支呼吸音が聴かれる．間質性肺水腫では，肺胞間質から気管支周囲の血管外水分量が増えるため，気管支内で発生する音が肺組織を通りやすくなり，胸壁に伝導される[11]．また，気道が浮腫状になって狭窄するため，気流がより乱流となりやすく，発生する音が大きくなることも気管支呼吸音化の要因となる．
- 肺胞に水分が漏出した状態（肺胞性肺水腫）では，クラックルが聴取される．間質性肺水腫に近い比較的軽症ではファイン・クラックルで，吸気の半ばから後半に強く聴かれる．泡沫状の喀痰を伴うような重症の場合はコース・クラックルで，吸気全般にわたって聴取される．
- クラックルは全肺野で聴かれることもあるが，坐位では主に下肺野で聴かれる．左右差があることがあり，まれに片側（右側が多い）で聴取されることもある．

5）間質性肺疾患（▶「III-6．間質性肺炎の肺音」も参照）

- ファイン・クラックルが聴取される．吸気後半に最強点があることが多いが，急性期には吸気全般に均一な強度で聴かれることもある（図3，8）．
- 間質性肺炎は肺底部などの末梢肺から病変が生じることが多い．患者が無意識に楽な呼吸をすると，気腔が虚脱している部分や線維化で肺が硬化している部分を使わない呼吸になるため，クラックルは発生しにくい．吸気速度にかかわらず，一定の吸気量，食道内圧（＝胸腔内圧）でクラックルが生じることが報告されている[12]．したがって，特に比較的軽症の患者では大きな息をするように指示をしないとファイン・クラックルを聴き逃すことになる．
- 間質性肺炎では胸部X線やCT画像の陰影に一致して聴取されるが，蜂巣肺(honeycomb lung）の指標というわけではない．蜂巣肺が特徴的な特発性肺線維症（idiopathic

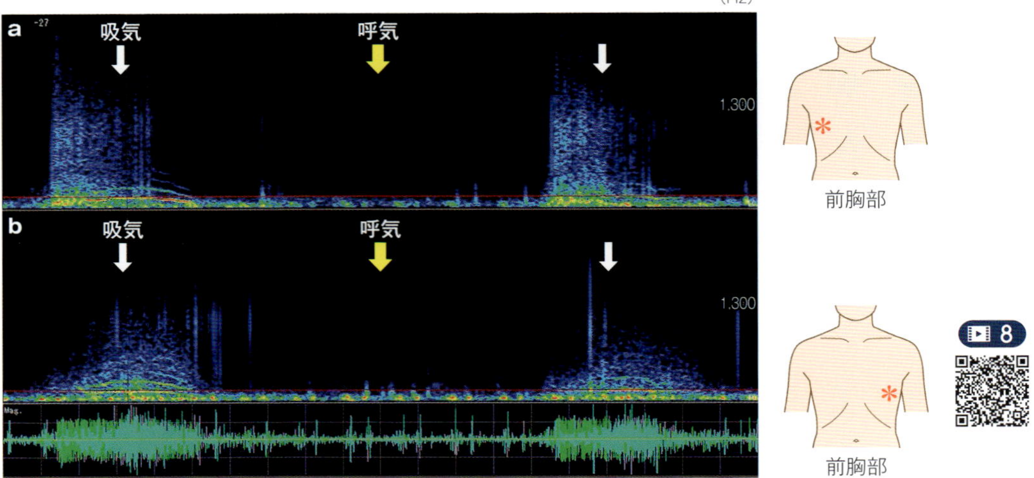

図3 間質性肺炎のサウンドスペクトログラム
a：右肺底部，**b**：左肺底部．縦線がクラックル，横に伸びる弓型の緩やかな曲線がロンカイを示す．呼気時にもクラックルがあることがわかる．

pulmonary fibrosis：IPF）以外にも，特発性非特異性間質性肺炎（idiopathic non-specific interstitial pneumonia：iNSIP）や膠原病関連の間質性肺炎，石綿肺，放射線肺臓炎などでも聴取される．

- 画像検査でびまん性陰影を認めてもファイン・クラックルが聴かれない疾患もある．これは，サルコイドーシスのような肉芽腫性疾患や癌性リンパ管症のようにリンパ路に病変を形成している場合である．

■文献

1）Nath AR, Capel LH：Inspiratory crackles-early and late. Thorax **29**：223-227, 1974
2）Munakata M et al：Spectral and waveform characteristics of fine and coarse crackles. Thorax **46**：651-657, 1991
3）Piirilä P：Changes in crackle characteristics during the clinical course of pneumonia. Chest **102**：176-183, 1992
4）Teepe J et al：Predicting the presence of bacterial pathogens in the airways of primary care patients with acute cough. CMAJ **189**：E50-E55, 2017
5）日本呼吸器学会成人肺炎診療ガイドライン2017作成委員会（編）：成人肺炎診療ガイドライン2017，日本呼吸器学会，p13，2017
6）Miyashita N et al：Validation of JRS atypical pneumonia score in patients with community-acquired Chlamydia psittaci pneumonia. J Infect Chemother **29**：863-868, 2023
7）小山泰弘ほか：新しい肺音分類に基づく肺結核患者の聴診所見．結核 **63**：341-344, 1987
8）Park HY et al：Comparison of clinical and radiographic characteristics between nodular bronchiectatic form of nontuberculous mycobacterial lung disease and diffuse panbronchiolitis. J Korean Med Sci **24**：427-432, 2009
9）Nath AR, Capel LH：Lung crackles in bronchiectasis. Thorax **35**：694-699, 1980
10）King PT et al：Phenotypes of adult bronchiectasis：onset of productive cough in childhood and adulthood. COPD **6**：130-136, 2009
11）毛利昌史ほか：臨床検査法としての肺音検査—現状と将来の展望．臨床病理 **30**：1207-1215, 1982
12）Nath AR, Capel LH：Inspiratory crackles and mechanical events of breathing. Thorax **29**：695-698, 1974

4 その他の雑音

- 呼吸で発する音を肺音と呼び，そのうち正常では聴かれない音を副雑音と呼ぶ．副雑音のうち，肺から発する音をラ音と呼び，それ以外の胸膜や心膜から発する音を「その他の雑音」と呼ぶ．
- なお，上気道から発する stridor（ストライダー）は wheezes（ウィーズ）と似ているが「肺音」や「ラ音」には含まれない（▶**「III-2．連続性ラ音」参照**）．

a 胸膜摩擦音

- 胸膜摩擦音は軋んだりこすれたりするような「ギギギ～」という音であるが，fine crackles（ファイン・クラックル）に似た音［crackles（クラックル）様胸膜摩擦音］を呈することがあり，特に間質性肺炎では判断に迷うことがある．その鑑別のポイントとして，**吸気と呼気に同じクラックルがミラーイメージで聴取される場合は胸膜摩擦音**としてよい（図 1，🩺1）．
- 一般に，吸気時のみのクラックルは間質性肺炎で多く，クラックル様胸膜摩擦音は呼気時に多い[1]．

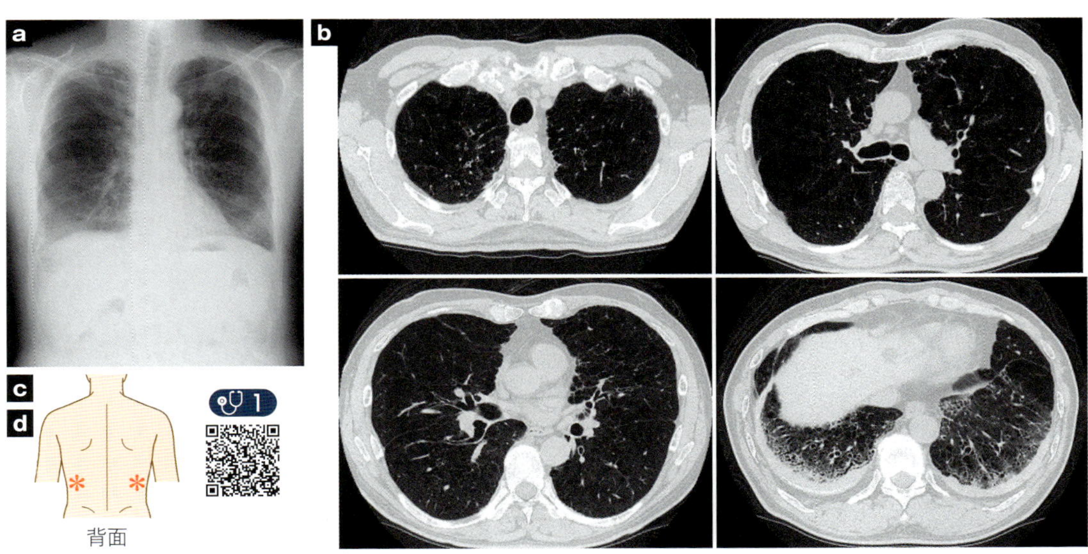

図 1　関節リウマチによる両側胸膜炎の 60 歳代男性の胸部画像所見と胸膜摩擦音
a：胸部 X 線像．両側下肺野に網状影を認め，肋骨横隔膜角（C-P angle）は鈍角（dull）である．
b：胸部 CT．両側下葉に気管支拡張を伴う蜂巣肺と両側に少量胸水を認める．
c：右下肺野背側肺底部で聴診すると「ギーギー」「ギギギー」という胸膜摩擦音を聴取し，吸気，呼気でミラーイメージを呈している．
d：左下肺野背側肺底部では，わずかなファイン・クラックルを聴取する．

b 空洞呼吸（amphoric breathing）（図2，3，▶9）

- 空洞呼吸は気道と交通のある空洞を意味し，空洞内に吸気時に流入した空気が舞うために生じ，肺胞呼吸音の気管支呼吸音化として認識できる．多くは正常の肺胞呼吸音の左右差で診断される[2)]．

c whispered pectoriloquy（ペクトロキー）

- 聴診器を肺炎や無気肺の部分に当てながら患者に発声させると，同部位ではより明瞭に大きく聴こえる．これは正常ではほぼ伝達されない母音が伝わるようになるためで，これを **bronchophony（気管支声）** と呼ぶ．
- また，聴診器を肺野に当てて「ささやき声で発した言葉」は，正常肺では不明瞭な音としてしか認識できないが，bronchophony と同様に，肺炎の部位では乱流の高周波成分や母音が伝わりやすくなるため，意味のある言葉として認識できる．これをペクトロキー陽性という[3)]（2）．

2

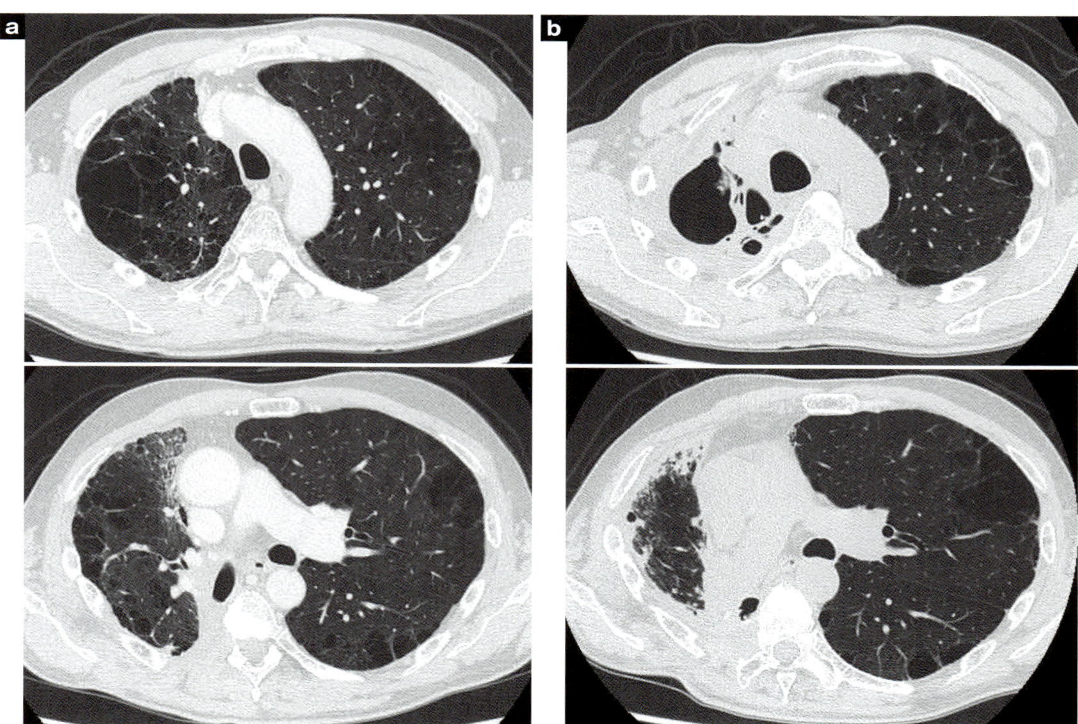

図2 COPDの60歳代男性の胸部CT
a：術後1年半，**b**：術後6年．
肺癌の右上葉切除後に右胸郭変形を生じ，残存肺の空洞形成とアスペルギルス感染を術後6年に生じた．

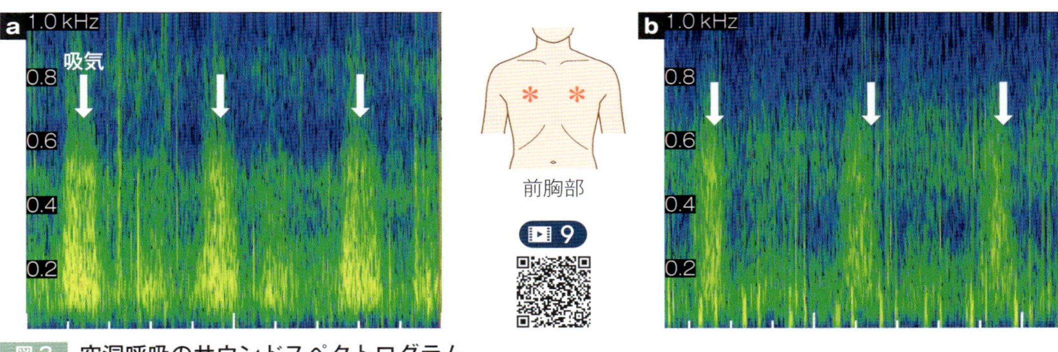

図3 空洞呼吸のサウンドスペクトログラム

a：右前胸部（空洞呼吸あり），**b**：左前胸部（空洞呼吸なし）．
右上肺野の空洞部位では前胸部，背部ともに左肺の肺胞呼吸音より吸気時は増強している（図および動画は前胸部で聴取したもの）．いわゆる，空洞呼吸である．より典型的な音は文献2）を参照のこと．

■ 文献

1） N al Jarad et al：Lung crackle characteristics in patients with asbestosis, asbestos-related pleural disease and left ventricular failure using a time-expanded waveform analysis：a comparative study. Respir Med **88**：37-46, 1994
2） Saraya T et al：Answer found in a blowing sound：amphoric breathing due to cyst formation in pulmonary adenocarcinoma. Intern Med **58**：423-425, 2019
3） 皿谷　健：まるわかり肺音聴診―聴診ポイントから診断アプローチまで，南江堂，東京，2020

5 肺炎の肺音

Point

- 肺炎に特徴的な聴診所見は coarse crackles（コース・クラックル）である.
- コース・クラックルは吸気の前半から聴かれるが，治癒過程では後半になる.
- crackles（クラックル）が聴こえにくい場合は，結核や非定型肺炎，ウイルス性肺炎，器質化肺炎を考える.

a 肺炎に特徴的な肺音とは

- **細菌性肺炎ではコース・クラックル**を，**ウイルス性肺炎では fine crackles（ファイン・クラックル）**を聴取することが多い[1,2].
- **肺炎も治癒過程になるとクラックルが吸気の後半で聴取され，音も小さくなる**.
- 肺炎陰影があってもコース・クラックルが聴取されない場合は非定型肺炎，肺結核などを考える.

b 聴取のポイント

- 画像所見で**肺炎陰影のある部位，吸気に伴う胸痛がある部位で聴取しやすい**.
- 広範な肺炎でなければ深吸気しなければクラックルは発生しない.
- 同時に wheezes（ウィーズ），rhonchi（ロンカイ）を聴取すれば，慢性閉塞性肺疾患（COPD）などの合併を考える.

1）新型コロナウイルス肺炎

- 新型コロナウイルス肺炎でも，ファイン・クラックルが聴かれる.
- 感染のリスクから聴診に重きが置かれてこなかったが，丁寧な聴診で病変を検出できる可能性がある[3, 4].

■症例 1：発熱と下痢で発症した SARS-CoV2 感染症（新型コロナウイルス肺炎）
- 30 歳代，女性．6 日目に入院となる.
- **画像所見**：胸部 X 線像で左中下肺野に淡い浸潤影を認め，胸部 CT では入院時（Day 6）には左下葉の胸膜直下に淡い consolidation を認めた（図 1）.
- **聴診所見**：入院時に左背側肺底部で聴取したファイン・クラックルは 16 日目ではやや減弱するが，残存している（図 2，▶ 10）.

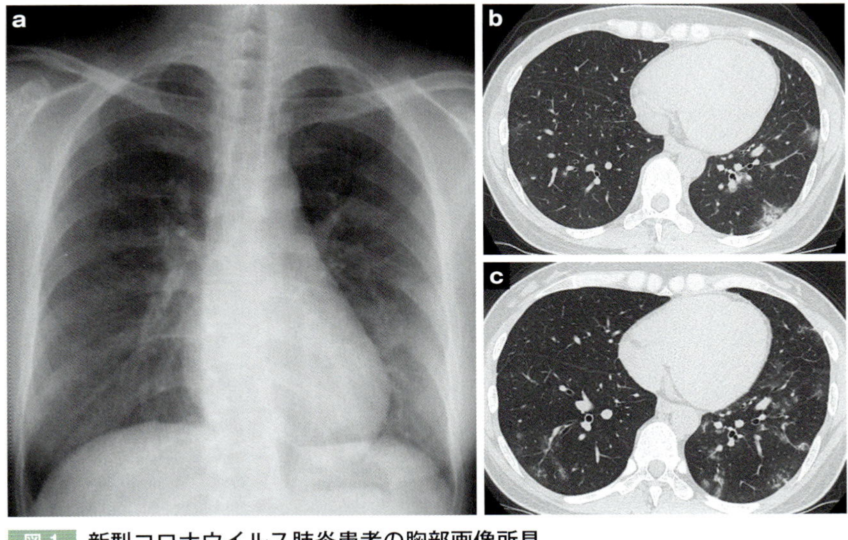

図 1　新型コロナウイルス肺炎患者の胸部画像所見

a：X 線像，**b**：CT（Day 6），**c**：CT（Day 16）.

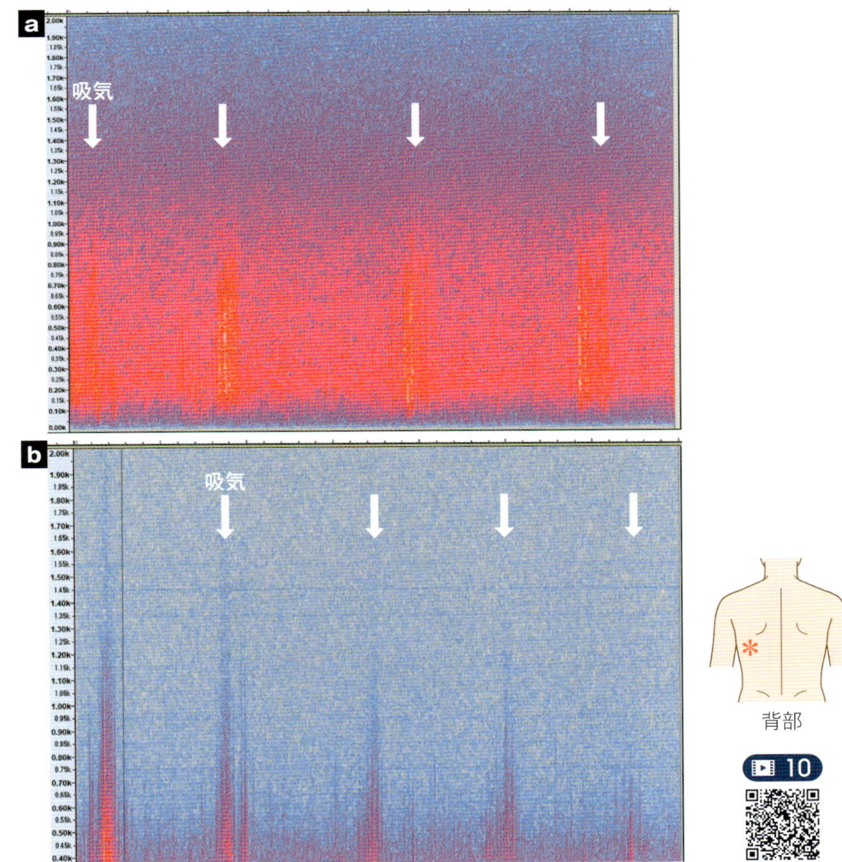

図 2　新型コロナウイルス肺炎患者のサウンドスペクトログラム

a：Day 6（入院時），**b**：Day 16.

吸気時にファイン・クラックルを聴取する．Day 6 より Day 16 はクラックルの音量が小さく，頻度が少なくなっている．

2）RS ウイルスによる気管支肺炎

- コース・クラックルは吸気のみならず呼気でも聴取することがある[1]．

■症例 2：RS ウイルスによる気管支肺炎

- 70 歳代，女性．2 日前からの発熱，湿性咳嗽を主訴に来院した．
- **既往歴**：関節リウマチによる気管支拡張症
- **聴診所見**：左背側肺底部にコース・クラックルを吸気と呼気時に認める（図 3，▶ 11）．
- **画像所見**：胸部 CT で左下葉の気管支周囲のすりガラス影を認める（図 4）．
- **検査所見**：鼻腔ぬぐい液の PCR 検査で RS ウイルスを検出した．画像所見と合わせて，RS ウイルスによる肺炎と診断する．

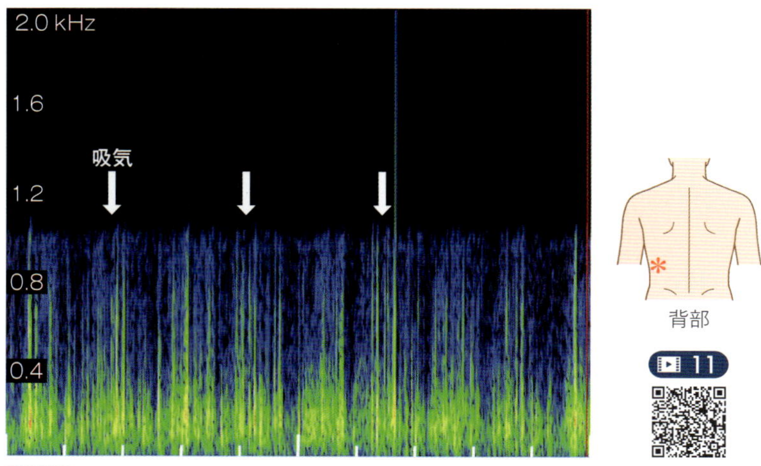

図 3　RS ウイルスによる肺炎のサウンドスペクトログラム

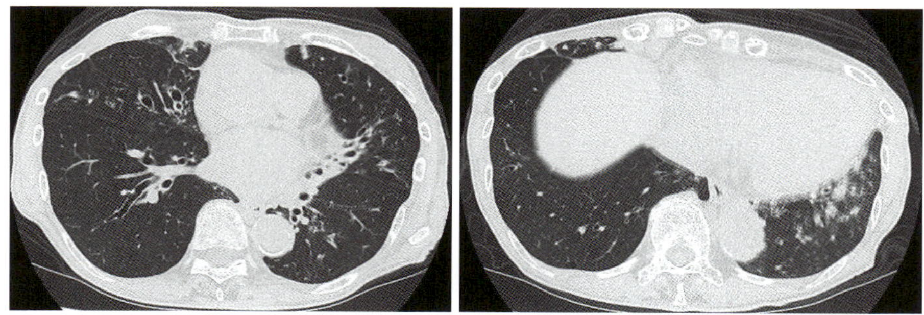

図 4　気管支拡張症に生じた RS ウイルスによる肺炎の胸部 CT

3）ニューモシスチス肺炎（PCP）

- PCP は副雑音がないか，わずかなファイン・クラックルを聴取するのがポイントである．進展すると，全肺野で気管支音化を認めることがある（肺が硬くなるため）．

症例 3：ヒト免疫不全ウイルス（HIV）感染症合併ニューモシスチス肺炎

- 30 歳代，男性．半年前から乾性咳嗽が，2ヵ月前から労作時呼吸困難が出現していた（修正 MRC2）．時々の水様性下痢もあり受診した．
- **既往歴**：2 年前と 2ヵ月前に帯状疱疹
- **身体所見**：38.4℃の発熱，呼吸数 22 回/分と頻呼吸，鵞口瘡，最近は体重減少（5 kg/半年）を伴っていた．
- **画像所見**：胸部 X 線像では両肺野の中下肺優位にすりガラス影を（図 5a），胸部 CT ではびまん性にすりガラス影を認める（図 6）．
- **聴診所見**：吸気終末にファイン・クラックルをわずかに聴取するが，左背側では副雑音はない（図 7，▶12）．
- **検査所見**：繰り返す帯状疱疹，鵞口瘡，避妊具なしでの複数のパートナーとの性交歴から HIV 感染症を疑い，抗体検査にて CD4　30 個，β-D グルカン陽性（≧ 600 pg/mL）で

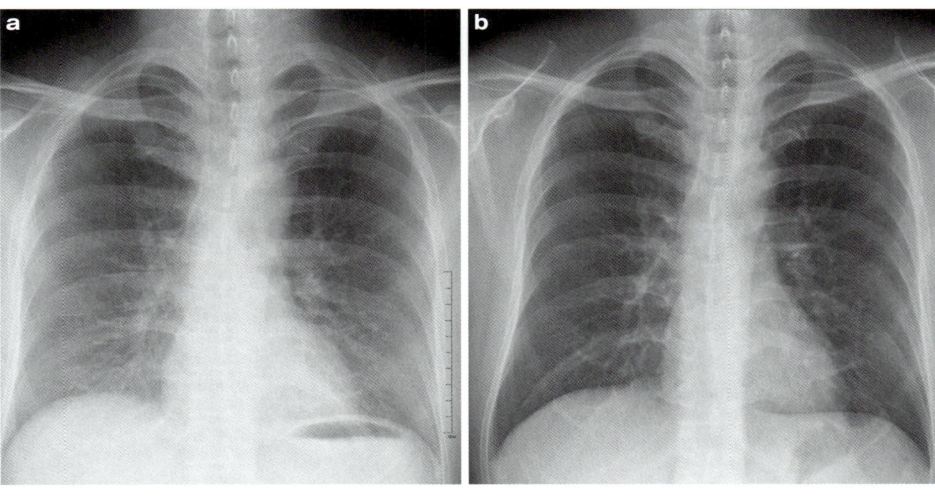

図 5 HIV 感染症合併ニューモシスチス肺炎患者の胸部 X 線像
a：来院時，**b**：2 週後．

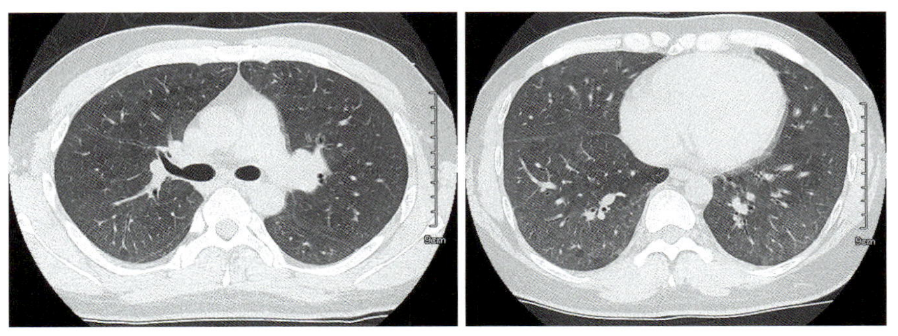

図 6 HIV 感染症合併ニューモシスチス肺炎患者の来院時胸部 CT

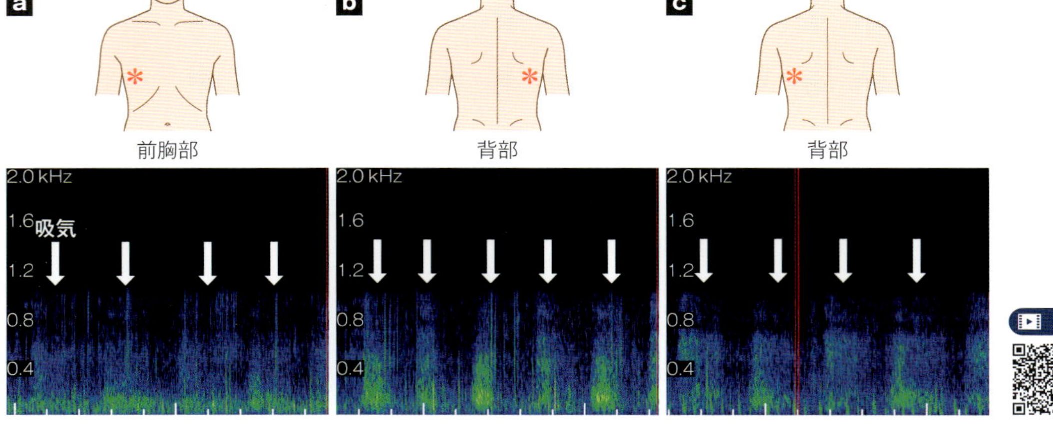

図7 **HIV 感染症に合併したニューモシスチス肺炎患者のサウンドスペクトログラム**

a：肺胞呼吸音のみを聴取する.
b：吸気終末にファイン・クラックルを聴取する.
c：肺胞呼吸音の気管支呼吸音化（呼気時のハァー）を認める.

あった. また, 気管支肺胞洗浄にてPCPの嚢子を認め, PCPと診断した.

・消耗性疾患の様相を呈する患者ではHIV感染症の可能性は常に考えておく必要がある. PCPの治療後（2週後）のX線像は肺野の透過性が正常となった（図5b).

■**文献**

1）Munakata M et al：Spectral and waveform characteristics of fine and coarse crackles. Thorax **46**：651-657, 1991

2）Kudo K et al：Markers of disease severity in patients with Spanish influenza in the Japanese armed forces, 1919-1920. Emerg Infect Dis **23**：662-664, 2017

3）Noda A et al：Evidence of the Sequential changes of lung sounds in COVID-19 pneumonia using a novel wireless stethoscope with the telemedicine system. Intern Med **59**：3213-3216, 2020

4）Pancaldi F et al：VECTOR：an algorithm for the detection of COVID-19 pneumonia from velcro-like lung sounds. Comput Biol Med **142**：105220, 2022

6 間質性肺炎の肺音

Point

- 間質性肺炎に特徴的な聴診所見は，① fine crackles（ファイン・クラックル），②気管支音化である．
- ファイン・クラックルは，両側肺底部で吸気の後半に強く聴取される．
- 気管支音化は，crackles（クラックル）とは別に肺の硬さの指標となる．

a 間質性肺炎に特徴的な肺音とは

- **間質性肺炎**の聴診では**クラックル**と**気管支音化**に注意する．クラックルは虚脱した気腔が急激に開放する時の破裂音[1]で肺が一定の容量まで広がると発生する[2]（図 1）．間質性肺炎の重要な診断要素であり，**肺底部で強く聴かれる**．また，気管支音化は肺の硬さを示す指標になる．

b クラックル聴取のポイント

- 患者は無意識に楽な呼吸をするので，気腔が虚脱している部分や線維化などによる肺の硬い部分を使わない呼吸になり，クラックルは発生しにくい．そのため，軽症や中等症の患者では**大きな息をさせながら聴診しないと，クラックルや気管支音化を聴き逃す**．
- 硬くなっている病変部位の気腔の解放が遅れるため，軽症であるほど**吸気の後半にク**

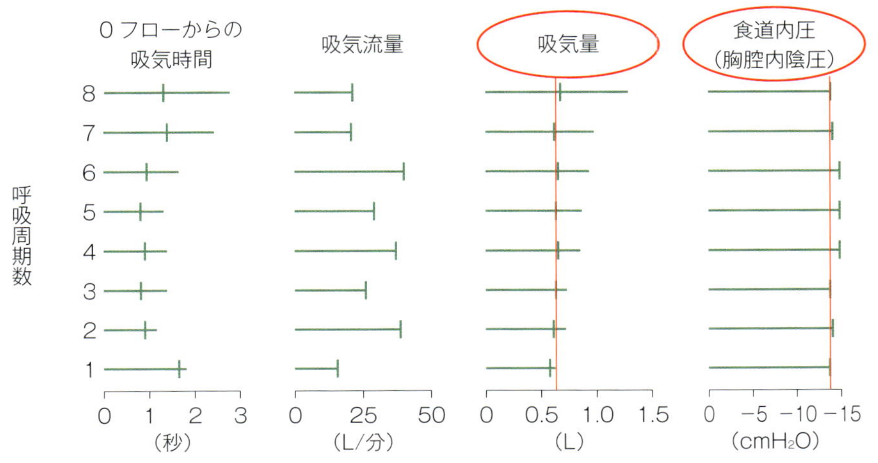

図 1　吸気速度量とクラックルの出現
間質性肺疾患では，クラックルは吸気速度にかかわらず一定の吸気量（≒胸腔内陰圧）で発生する．
［Piirilä P, Sovijärvi AR：Eur Respir J **8**：2139-2148, 1995 より引用］

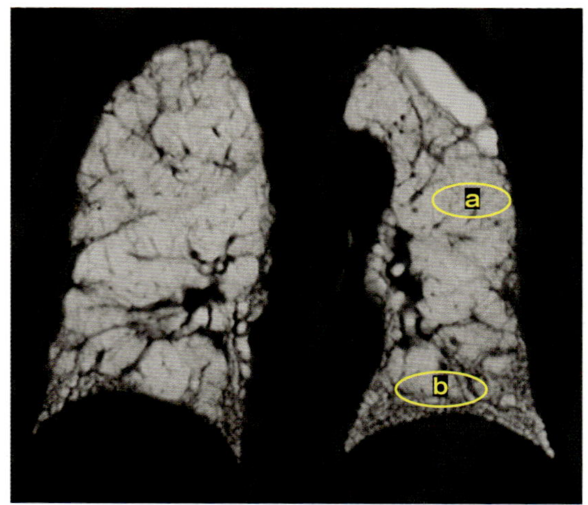

図2 **間質性肺炎のCT（前額断）**
蜂窩肺を伴う間質陰影で横隔膜の直上と下部胸壁に沿って間質病変が強い．**a**は比較的正常に近い部分でコンプライアンスが高い（広がりやすい）ので，吸気のはじまりのわずかな陰圧でも広がる．線維化の強い**b**はコンプライアンスが低い（硬くて広がりにくい）ので，吸気の後半，胸腔内の陰圧が大きくなってから広がる．この部分から発生するファイン・クラックルは吸気の後半に聴かれる．

ラックルが聴こえる[3]（図2）．一方，重症例では病変が広範で大きな呼吸になる．安静時でも深呼吸となっているので，大きな呼吸をさせなくてもクラックルを聴取できる．

- 間質性肺炎のクラックルは**両側の肺底部**（背部の下部）で聴かれ，病変が進行すると徐々に上方（頭側）に広がり，さらに前胸部でも聴かれる．
- 呼吸の位相では吸気の半ばから後半まで続く．**悪化すると吸気全般で聴かれ**，一部の例では呼気でも聴かれる[4]．

1）ファイン・クラックル（▶「III-3．断続性ラ音」も参照）

- ファイン・クラックルは比較的そろったピッチの高い破裂音で「パチパチ」「パリパリ」と表現される．解析すると1 kHz（1,000 Hz）くらいにピークをもつ（図3a，▶13）．これは「バリバリ」と表現されるcoarse crackles（コース・クラックル）が低い周波数域にピークをもつ（図3b，▶14）のとは対照的である[5]．**ファイン・クラックルが聴かれるのは，吸気の後半で浅い呼吸では聴き逃す**．
- ファイン・クラックルは蜂窩肺以外の部分でも聴取でき，蜂窩肺の指標ではない．通常型間質性肺炎（usual interstitial pneumonia：UIP）だけでなく，非特異性間質性肺炎（nonspecific interstitial pneumonia：NSIP），膠原病に合併する間質性肺炎や石綿肺でも聴取される[1,6]．
- 同じびまん性肺疾患でもサルコイドーシスのような肉芽腫性肺疾患ではファイン・クラックルは聴かれにくい[7]．

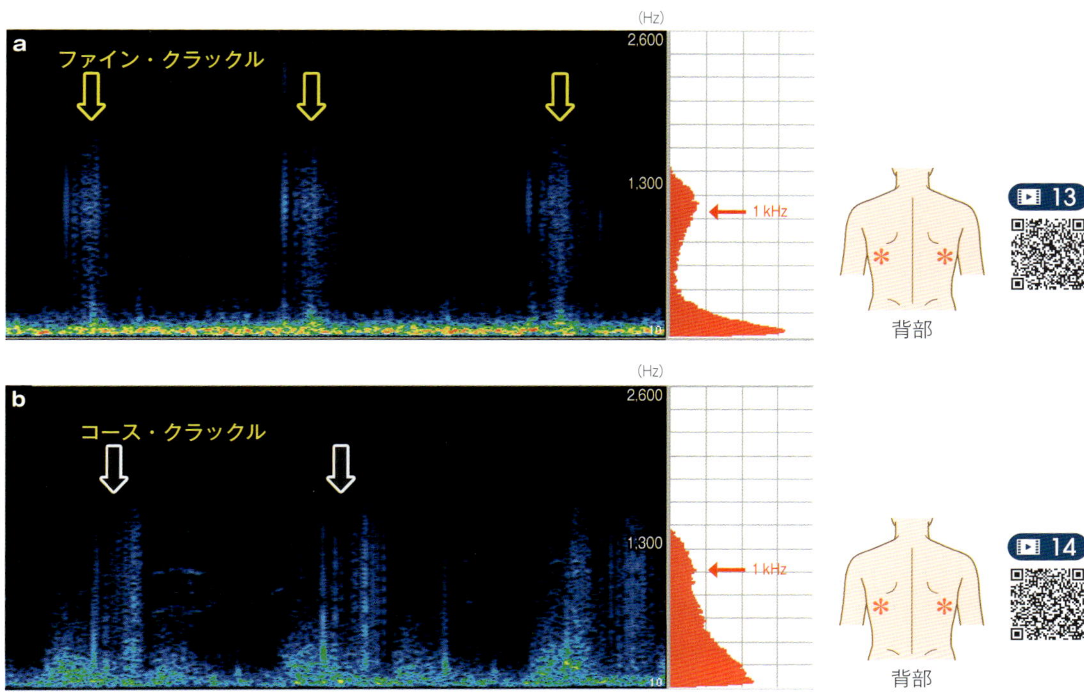

図3 ファイン・クラックル（a）とコース・クラックル（b）のサウンドスペクトログラムとパワースペクトル

サウンドスペクトログラムの横軸は時間で７秒間，縦軸は周波数で最高が2,600 Hzである．音の強さは明るさで表され，青い縦線は断続音（＝クラックル）であることを示す．縦線の３つの集まりがあるが，吸気の後半に当たる．パワースペクトルは，縦軸の周波数に対応したパワーを赤で示す．1 kHzにパワーのピークがあり逆S型のパワースペクトルを示す．パリパリという高いピッチの音である．

- 間質性肺炎でも，典型的なファイン・クラックルが聴かれるのは約半数である．急性増悪時には胸部の画像所見でエアブロンコグラムもみえる実質陰影に近くなるように肺胞を埋め尽くすような滲出物もあり，クラックルの性状も細菌性肺炎と近い状態とコース・クラックルに近い音質になる[5]．逆に，改善すると高ピッチの音が減弱し，聴いた感じではファイン・クラックルとは表現しがたい弱い破裂音になる．また，細菌性肺炎でも改善していく経過でクラックルは吸気の後半に移動することが知られている[8]．
- このようにクラックルはファイン・クラックル，コース・クラックルと明確に分けられないことも多い[1]．その場合には単にクラックルと表記する．

2）スクウォーク（▶「III-2. 連続性ラ音」も参照）

- 間質性肺炎で聴かれる，吸気に持続の短いwheezes（ウィーズ）様の「キュッ」「クゥッ」といった短い楽音がsquawk（**スクウォーク**）である．0.3秒前後の短い連続性ラ音で（図4，15），クラックルの直前に聴かれる．
- スクウォークは過敏性肺炎やリウマチ肺，石綿肺でも聴かれる[9]．間質性肺炎では慢性閉塞性肺疾患（COPD）を合併する例も多いのでスクウォークのような短い連続性ラ音が聴こえる場合には，気道分泌物や気道狭窄の要素も考えられる．

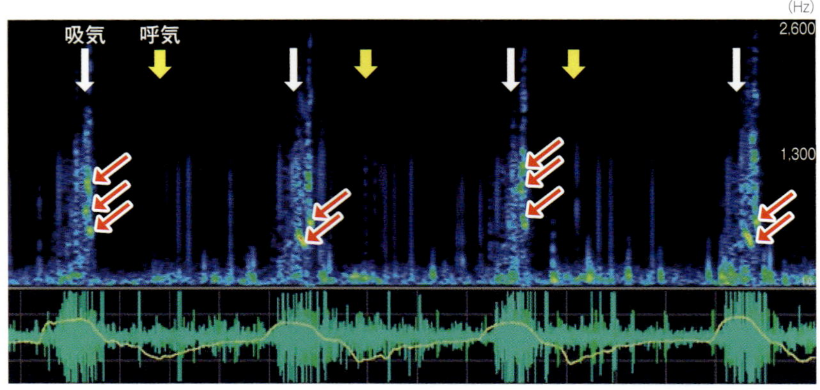

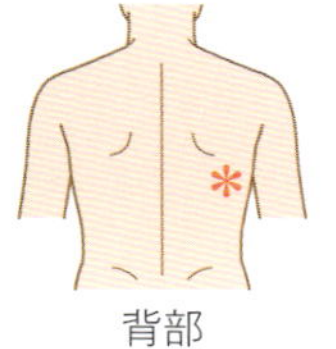

図4 ファイン・クラックルとスクウォークのサウンドスペクトログラム
横軸は時間で約8秒間の記録，縦軸は周波数で最大2,600 Hzである．青い縦線がクラックルで吸気（下段の換気曲線の上向きの振れ）には呼吸音とクラックルが入り混じってクラックルがわかりにくい．呼気にもクラックルが認められる．↙で示す黄色や一部赤い色が短く強い音のスクウォークで，この例では400 Hzから1,000 Hzを超えるものまでである．

C 気管支音化聴取のポイント

- 聴診時に呼気がはっきりと聴こえれば**気管支音化**で，間質性肺炎ではその部分の肺音の伝導性がよい＝**肺が硬い**ことを示す．
- 気腔の虚脱を示すクラックルの聴取部位とは重ならないこともあり，気腔の虚脱とは別の肺の硬さの指標と考えられる．研究報告はないが診療に有用である．

■ **文献**

1) Piirilä P, Sovijärvi AR：Crackles：recording, analysis and clinical significance. Eur Respir J **8**：2139-2148, 1995
2) Nath AR, Capel LH：Inspiratory crackles and mechanical events of breathing. Thorax **29**：695-698, 1974
3) Nath AR, Capel LH：Inspiratory crackles-early and late. Thorax **29**：223-227, 1974
4) 棟方　充ほか：間質性肺疾患における呼気性ラ音について. Ther Res **3**：660-666, 1985
5) Tsuchiya M et al：Lung sounds in patients with interstitial pneumonia during acute exacerbation triggered by various causes. Annals of the Japanese Respiratory Society **5**：S366, 2016
6) Shirai F et al. Crackles in asbestos workers：auscultation and lung sound analysis. Br J Dis Chest **75**：386-396, 1981
7) Baughman RP et al：Crackles in interstitial lung disease：comparison of sarcoidosis and fibrosing alveolitis. Chest **100**：96-101, 1991
8) Piirilä P：Changes in crackle characteristics during the clinical course of pneumonia. Chest **102**：176-183, 1992
9) Earis JE et al：The inspiratory "squawk" in extrinsic allergic alveolitis and other pulmonary fibroses. Thorax **37**：923-926, 1982

7 喘息，COPD の肺音

Point

- 軽症の喘息発作では monophonic wheezes（モノフォニック・ウィーズ）が聴かれる．
- polyphonic wheezes（ポリフォニック・ウィーズ）は喘息発作がより重症であることを示し，慢性閉塞性肺疾患（COPD）でもよく聴かれる．
- 喘息，COPD では気流制限のため呼気が延長する．
- 喘息，COPD では呼気の中～終盤に連続性ラ音が発生しやすく，呼気の終わりまでしっかりと聴診する．
- 連続性ラ音は頸部に聴診器を当てて強制呼出を行わせると聴診しやすい．
- 遠雷のようなゴロゴロいう音を rumble（ランブル）と呼び，気管支内の粘液を示唆する．
- 喘息は発作時と寛解時で聴診所見も大きく変動する（可逆性が顕著）である点で COPD と異なる．

a 気管支喘息の連続性ラ音

- 連続性ラ音は気管支の狭窄によって気管支壁が振動して発生するが，気道攣縮のみでなく，気道分泌物や気道粘膜の浮腫など様々な原因による．狭窄部位が単一であればモノフォニック、複数であればポリフォニック・ウィーズとなる．
- 気道分泌物は呼吸の気流により大きく振動するため，遠雷のようなランブル音として聴取される．
- このように**聴診で気道狭窄の原因，病態が推定**できる．

1）喘息のポリフォニック・ウィーズとランブル

- 図 1（▶ 16）は吸気と呼気の呼吸音の長さの比が 1：1，呼吸数は 18 回とやや頻呼吸である．
- 吸気では聴診上，複数の異なる周波数の wheezes（ウィーズ）が聴取される．サウンドスペクトログラムでは周波数や持続時間がまちまちで倍音構造あり・なしを含めて複数の線がみられる．これはポリフォニック・ウィーズであり，気流狭窄部位が複数あることを示唆する．
- 呼気の途中には音の高さがとても低いゴロゴロいう連続音があり，ランブルは最も低い周波数（100 Hz 以下）の高輝度の領域として示されている．ランブルはウィーズや rhonchi（ロンカイ）とは異なり，きれいな正弦波のような連続音（楽音）ではなく，ゴロゴロしたパルス音が連続しているように聴こえる．これは気管支の中の分泌物が気流によって動かされて発生しているからである．

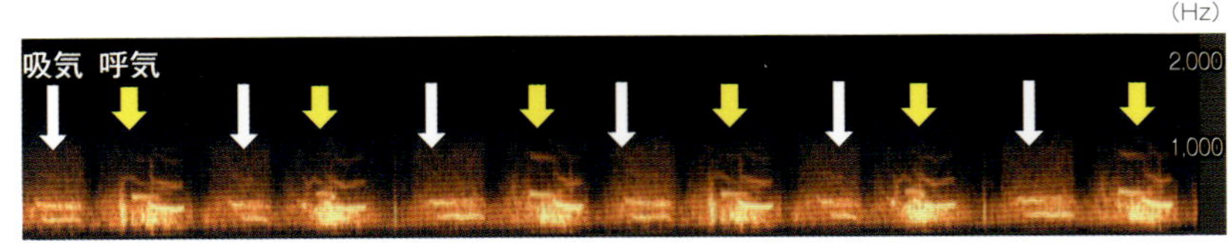

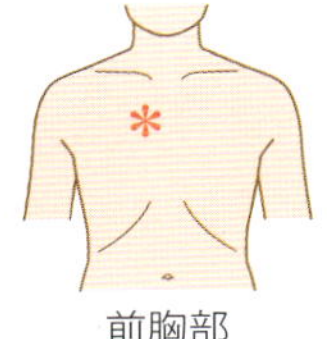

図 1 気管支喘息（ウィーズ）
気管支領域に聴診器を当てて呼吸音を収録し，6 呼吸分を表示している.

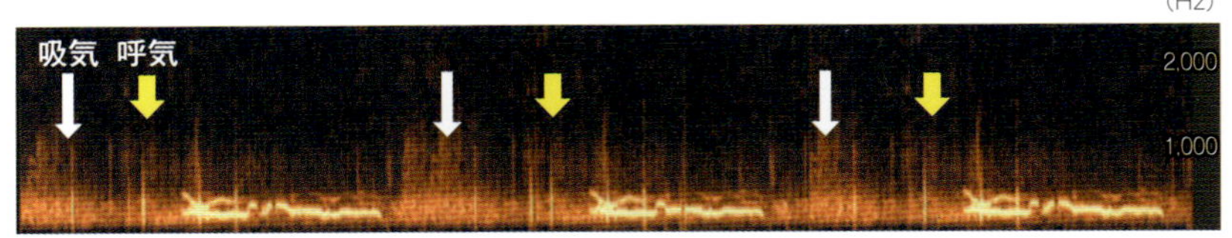

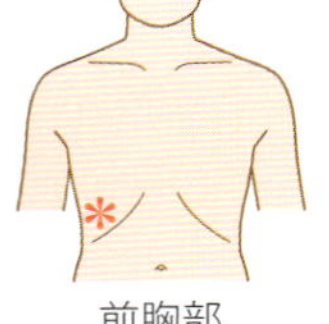

図 2 気管支喘息（ロンカイ）
肺胞呼吸音領域に聴診器を当てて呼吸音を収録し，3 呼吸分を表示している.

2）ロンカイ

- 図 2（17）の症例では呼気の中盤から終末にかけて低音性で強度の強い連続性ラ音（ロンカイ）が聴取される．ロンカイのはじまりに重なるように高音性の連続性ラ音であるウィーズを認める．吸気には呼吸音のみでラ音は認められない.
- 吸気と呼気でラ音の発生が異なる理由として，吸気時には胸腔が広がる（胸腔内圧が低下する）ため肺は引き延ばされ，気管支も拡張してラ音が出にくくなる一方，呼気時には胸腔が縮小していく（胸腔内圧が高くなる）ため肺は圧縮されて気管支も狭くなり，ラ音が出やすくなるからと考えられている．その結果，**連続性ラ音は呼気の終末に最も発生しやすい**.
- 呼気のロンカイは長く続いている．これは喘息発作で気管支が狭くなっているため呼出に時間がかかることを示している.

b 気管支喘息発作時の呼吸音の特徴と治療後の変化

- 図 3 と図 4 は，重症の気管支喘息発作で来院した症例である.

1）ラ音と正常呼吸音の聴診（治療前）

- 吸気にポリフォニック・ウィーズが著明に聴取される（図 3，18）．肺胞呼吸音は減弱している．これは吸気時の肺胞呼吸音にウィーズが重なり，肺胞呼吸音がマスキングされていることに加え，気管支狭窄のために局所換気が減少し，肺胞呼吸音自体が減弱しているためである.
- 呼気にはロンカイが認められ，呼気も延長している.
- サウンドスペクトログラムでは吸気のウィーズは曲がりくねった複数の線状の高輝度として認められる．全体として吸気，呼気ともにウィーズ・ロンカイがあり，吸気の肺胞

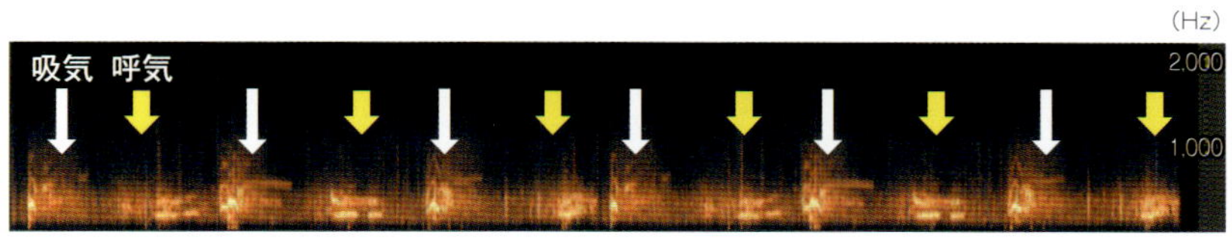

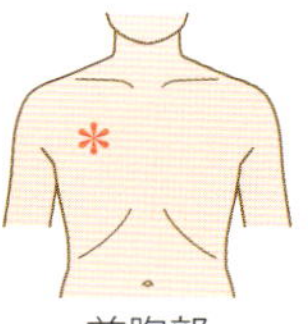

図 3　**気管支喘息（発作中）**
気管支呼吸音領域の呼吸音を収録し，30 秒間 6 呼吸分を表示している．著明な連続性ラ音を認める．

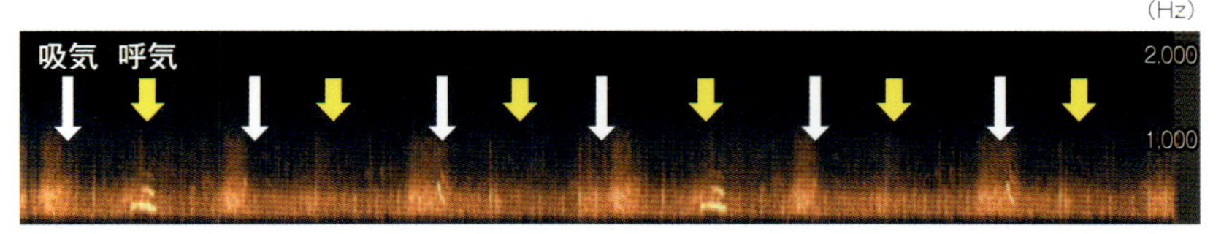

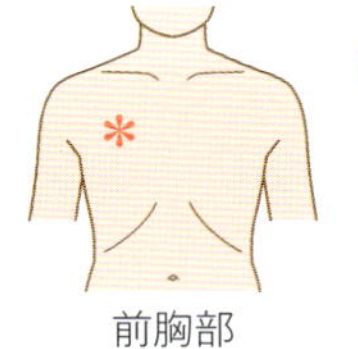

図 4　**気管支喘息（図 3 の治療後）**
ウィーズ，ロンカイはほぼ消失しており，肺胞呼吸音も良好に聴取された．治療により可逆性があると判断できる．可逆性が顕著にみられることが気管支喘息と COPD との大きな違いである．

呼吸音が減弱していること，ポリフォニック・ウィーズが聴取されること，呼気の延長があることから重症の喘息発作が示唆され，早急かつ慎重な対応が必要であると考えられる．

2）治療による可逆性

- 気管支喘息治療 60 分後の聴診では気管支狭窄が改善して吸気のウィーズが消失し，気流も回復したために肺胞呼吸音が明瞭化している（図 4， 19）．まだ軽い狭窄が残っているため，呼気にロンカイと squawk（スクウォーク：短いウィーズ）が少量残存している．可逆性に乏しい COPD とは異なり**気管支喘息は可逆性が大きい疾患**であり，治療により呼吸音の改善も大きい．

3）聴診による喘息重症度の推定

- 喘息の連続性ラ音は，喘息発作重症度の指標となる．連続性ラ音が聴取されるタイミングにより，①強制呼出のみ，②呼気終末のみ，③呼気全体，④吸気と呼気の両相，の順で軽症から重症と考えられる．また，前述したとおり呼気の延長がある場合やポリフォニック・ウィーズがある場合はより重症と考えられる．
- 肺胞呼吸音の減弱は陰性所見（通常聴取されるはずのものが聴取されなくなっている所見）であるが積極的に意識すべきである．なぜなら，肺胞呼吸音の減弱は換気の低下を意味しており，広範囲の換気の低下は高 CO_2 血症を介して全身状態の急激な悪化を引き起こす可能性があるからである．血中 CO_2 分圧は低 O_2 分圧と異なりパルスオキシメーターなどで簡易に測定することはできないので聴診によりまず疑うことが重要である．
- **大発作で広範囲に肺胞呼吸音の減弱を認めた場合**には，高 CO_2 血症を疑い，適切な対応を考慮する．

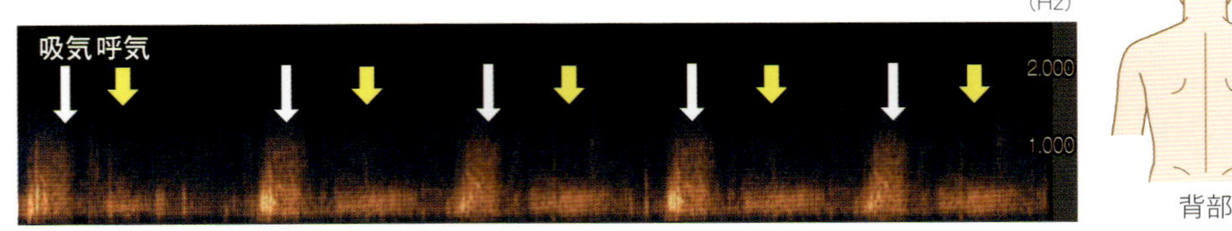

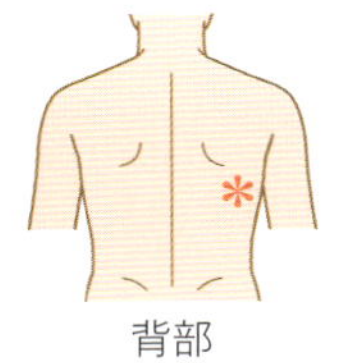

図5 気管支喘息（浅い呼出，ラ音なし）
背部に聴診器を当てて気管呼吸音を収録し，ここに5呼吸分を提示している．正常の呼吸音と判断される．

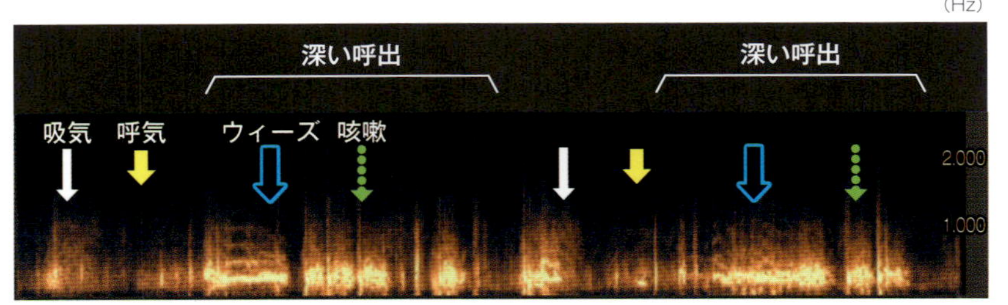

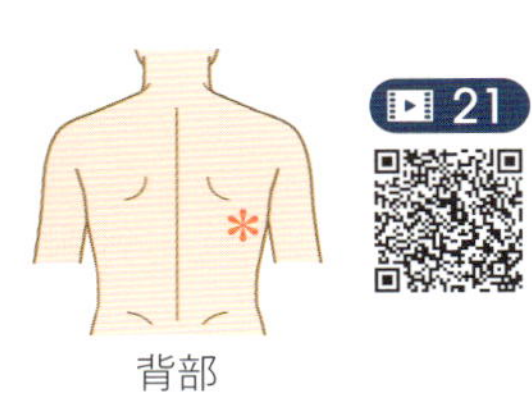

図6 気管支喘息（深い呼出，ラ音が顕在化）
呼気終末まで吐き切るように具体的に指示したところ，呼気終末でウィーズと咳嗽が誘発された．

c 慢性化した気管支喘息，深呼気によるラ音・咳嗽の誘発

- 図5と図6（20，21）は70歳代女性の安定している喘息例である．

1）呼吸法の指示の違いによる聴診所見

- 通常の聴診では，時折 crackles（クラックル）はあるものの，目立ったウィーズ・ロンカイもなく，気流閉塞はなく，異常なしと判断されてしまう．
- 続いて全部吐き切るように指示して深呼気を行わせたところ，呼気の途中から連続性ラ音，さらに呼気終末にかけて咳嗽が誘発された．この結果から，異常なしではなく実際には隠された気流閉塞があることが推定される（図6）．

2）気管支喘息における隠されていたラ音の顕在化

- おそらくこの患者は慢性化した気管支喘息であり，深く吐くとラ音や咳が出やすいことを患者自身が経験的に知っているため，聴診時にも無意識的にラ音が出る手前で呼気を止めてしまうのであろう．このテクニックにより，例えば季節性の咳嗽や夜間早朝の息苦しさを訴えて受診した患者において，通常の聴診でラ音がなくとも指示して深呼気をさせることで**連続性ラ音が誘発されれば喘息を疑う**有力な根拠となりうる．

d COPDの呼吸音

- 図7（22）のCOPDの70歳代男性例では肺胞呼吸音領域に聴診器を当てて，ゆっくり大きく呼吸させて収録している．

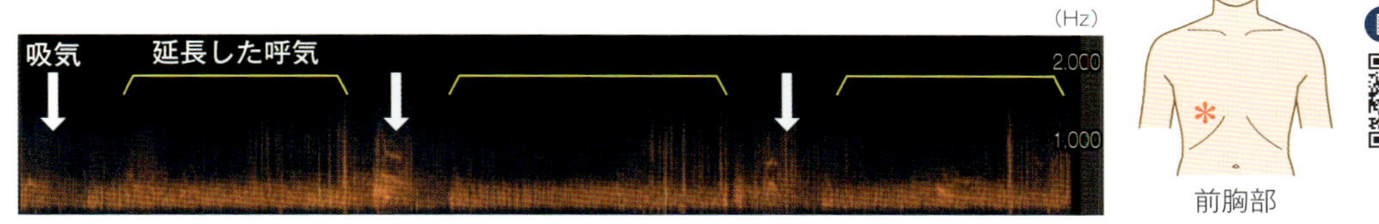

前胸部

▶ 22

図 7　COPD（呼吸音の減弱，呼気の延長）
肺胞呼吸音領域に聴診器を当てて収録し，3 呼吸分を表示している．呼気の閉塞性障害のため呼吸音は減弱し，呼気は延長している．

1）COPD の呼吸音の減弱

- COPD では呼吸音が減弱する．これは閉塞性障害により呼気気流が制限され，呼吸音の発生が減少することに加えて，肺実質の破壊により気管支から体表への音響伝搬も障害され呼吸音が減弱するためであると考えられている．
- 本例でも，吸気の肺胞呼吸音は減弱している一方，呼気には小さい音量で周波数が高めで気管支呼吸音に近い呼吸音が聴取される．聴診による吸気相は 2.5 秒，呼気相は約 10 秒であり，呼気が延長している．

2）肺気腫型と慢性気管支炎型のラ音の特徴

- **肺気腫型**の COPD では連続性ラ音であるウィーズやロンカイが発生しやすくなるが，これは気腫のために気管支が虚脱（気管支が脆弱であるために気腫の圧力で押しつぶされる）しやすくなり，狭くなった気管支を気流が流れることでラ音が発生するからである．特に呼気時には気管支がより狭くなりやすいため，ウィーズやロンカイも呼気時に発生しやすい．一方，**慢性気管支炎型**の場合は気管支内の分泌物により断続性ラ音である coarse crackles（コース・クラックル）が発生する．
- 本例では，吸気初期にウィーズが聴取され，その音の高さは一定ではなく，やや変動している．サウンドスペクトログラムでは倍音も認められる．
- なお，呼気の後半でカサカサと聴こえる雑音は録音時のノイズであり，聴診所見とは関係ない．

e　COPD の呼気延長とウィーズ

- 図 8（▶ 23）の COPD の症例では気管支音領域に聴診器を当てて，ゆっくり大きく呼吸させて収録した．

1）COPD の呼気の延長

- 気管支音領域での図 8 の症例での聴診による吸気相は 2.5 秒，呼気相は 9.6 秒であり，呼気が延長している．
- 吸気相の初期にごく短時間，強く荒い呼吸音が聴取される．この音響パワーの増強はサウンドスペクトログラムでは 100～500 Hz 近くまでの幅広い輝度上昇として示され

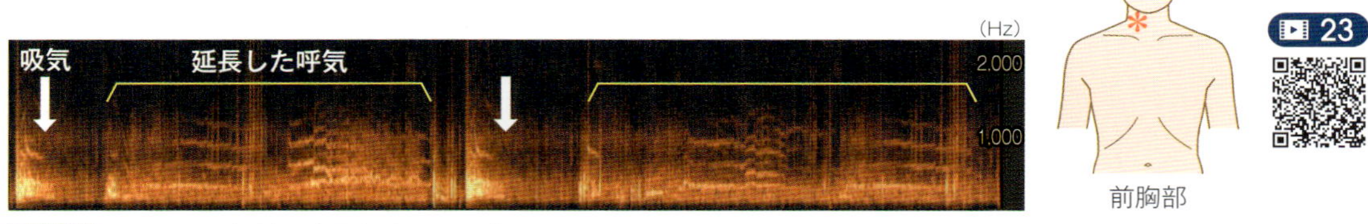

図8　COPD（呼気延長とウィーズ）
気管支音領域に聴診器を当てて収録し，２呼吸分を表示している．COPD による連続性ラ音が認められる．呼気終末にはウィーズを認める．

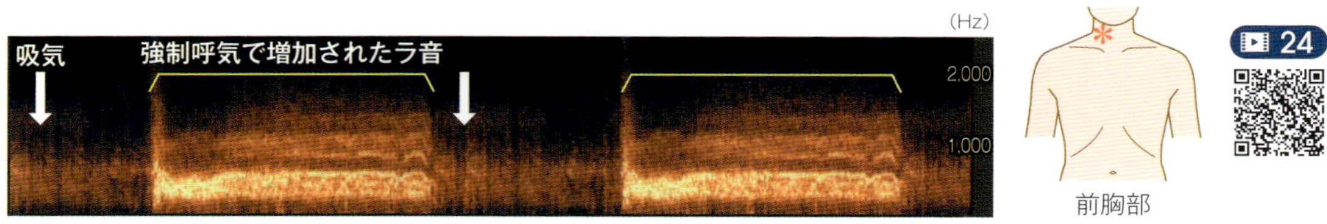

図9　COPD（強制呼気によるウィーズとロンカイの増強効果）
頸部に聴診器を当てて気管呼吸音を収録した．その際，大きく深呼吸してから全力で吐き出すように指示して呼吸する方法（強制呼出）で行った．著明なラ音を認める．強制呼出にもかかわらず呼気に長時間を要している．

ている．その後は減弱し，ウィーズが聴取されている．ウィーズが聴こえている間，患者はずっと呼出を続けている．呼気が延長する理由は COPD により狭くなった気管支を通して息を吐くために**気流速度が遅くなり，呼気に時間がかかる**からである．

2）COPD では呼気の終末までしっかりと聴診する

- COPD の呼気では高肺気量位よりも中～低肺気量位で気流狭窄がより顕著になる．そのため，呼出の後半に特徴的なラ音が発生しやすくなるので**中～低肺気量位までしっかりと聴診する**ことが必要である．

f　COPD の著明なウィーズとロンカイ

- 図９（▶24）の症例は COPD の 70 歳代男性で，頸部に聴診器を当てて気管呼吸音を収録した．その際，通常の聴診とは異なり大きく深呼吸してから全力で吐き出すように指示して呼吸する方法（強制呼出）を行った．

1）COPD の強制呼出による頸部聴診

- 吸気相では大きく深吸気しているため荒い吸気音が記録されている．サウンドスペクトログラムでは輝度の上昇として示されている．
- 呼気相ではさらに大きく荒々しい連続性ラ音が連続して聴取され，約 100 Hz から上は 2,000 Hz に及ぶ帯状の高輝度と，基音が 500 Hz 付近，倍音が 1,500 Hz 付近に及ぶ複数の線状のスペクトルが示されている．いずれも COPD の気流閉塞によるウィーズとロンカイであり，強制呼出により顕著に認められたものである．

- 強制呼出は軽い気流閉塞でも検出可能であるが何回も行うと苦痛を伴うため配慮する．
- **強制呼出は COPD のラ音を増強して誘発させることが可能**である．そのため，喫煙歴や慢性咳嗽・労作時の息切れなどがあり，臨床的に COPD が疑われるが通常の深呼吸ではラ音が検出できない場合でもラ音を検出できる方法として試みられる．軽症のラ音を検出するには，残気量位まで十分に吐き切るまで時間をかけて呼出させ，呼気の終末に意識を集中して聴診する．注意点として，強制呼出は被験者にやや苦痛を強いる聴診法である．必要がある場合にのみ，通常の聴診に追加するかたちで 1 回だけ行う．一般に中等度以上の COPD では通常の聴診法で十分にラ音を検出できるので強制呼出を用いる必要はない．なお，強制呼出では一部の健常人でもラ音を認める場合があるので最終的には呼吸機能や画像などの他検査も参考にして総合的に診断する．

8 気胸，胸水貯留の肺音

Point

- 気胸も胸水貯留も呼吸音が減弱する．打診で区別するのがわかりやすい．
- 小さい気胸（虚脱率が低い）は聴診ではわかりにくいため，画像で確認する．

a 気胸，胸水貯留に特徴的な肺音とは

1）気胸

- 左気胸や縦隔気腫では心臓の収縮期に合わせて時計のような（筆者の印象である）「カチッ，カチッ」という音を聴取することがある．**Hamman's sign** と呼ばれているが，その機序はよくわかっていない．
- 気胸出現時は皮下気腫，縦隔気腫を合併することが多く（図 1），皮下気腫は触診で握雪感を呈する．聴診では皮下組織で漏れた空気が弾ける音が crackles（クラックル）のように聴取できる．聴診器を軽く当てる，強く当てる場合の音の違いを示す（3）．強く皮膚に当てて聴診するとクラックルは増強する．

3

2）胸水貯留

- 胸水は側胸部では肺と胸壁の間に沿って貯留し，中腋窩線上で最も高い位置となる．この胸水が溜まった水位のラインを「Ellis-Damoiseau の曲線」と呼ぶ（図 2）[1]．
- **胸水はこの Ellis-Damoiseau の曲線より下の位置にあるため，この場所で聴診を行**

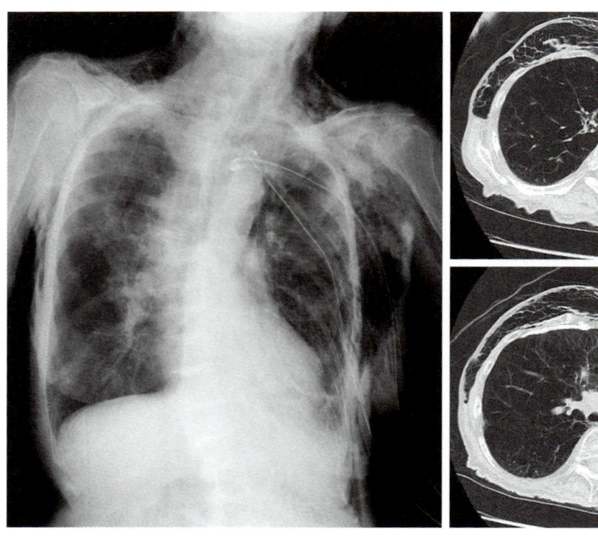
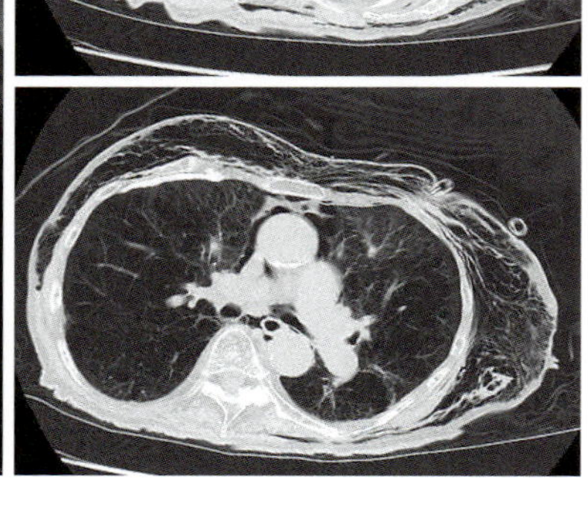

図 1　皮下気腫，縦隔気腫の画像所見

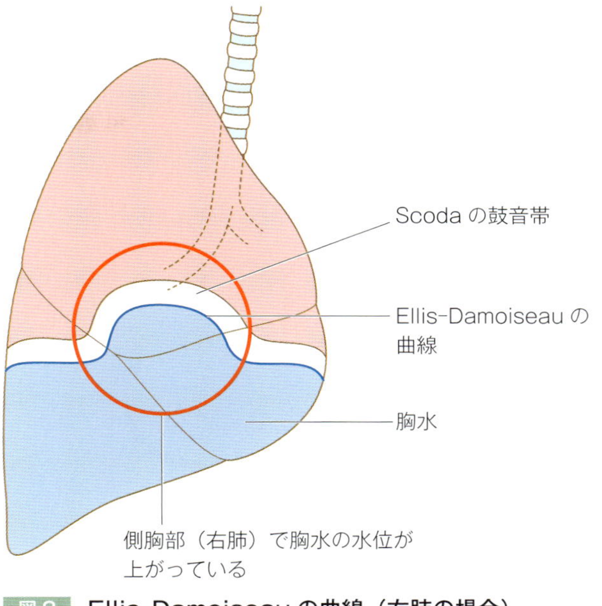

図２ Ellis-Damoiseau の曲線（右肺の場合）

うと，呼吸音が減弱して聴こえる．しかし，この曲線の直上には「Scoda の鼓音帯」という胸水で肺が圧迫されて膨らまない部分（圧縮肺）があり，聴診音が増強，ヤギ音を聴取することがある．

b 聴取のポイント

1）聴打診テスト

- 胸水の肺音聴取に効果的な手法として **auscultation percussion test（聴打診テスト）** がある．
- 様々な方法があるが，患者を坐位にして背部の第 12 肋骨から尾側 3 cm の部位に聴診器を当て，肺尖部から肺底部の方向に打診するアプローチがある．打診音がより濁音に変化する部分が第 12 肋骨より頭側であれば胸水があると診断できる[2]（図 3a）．
- その他，胸骨柄を叩きながら背部に当てた聴診器で音を聴取し，左右差があれば，音が減弱した側で片側部の病変（胸水，無気肺など）が推定できる[3]（図 3b）．
- 胸骨柄を叩きながら中腋窩線上を聴診音を聴きながら頭側から尾側へ動かすと空気から胸水に突入した段階で音がさらに「ポンポンポン」から「ドンドンドン」へと変化する．
- 片側性大量胸水の悪性胸膜中皮腫の症例で行った中腋窩線上の聴打診テスト（別法）を図 4（▶ 25）に示す．合計 5 回の打診を行っているが正常肺で聴取される 1 回目から 3 回目までの共鳴音が **4 回目以降で濁音となり**同レベルから胸水の出現を示唆している．

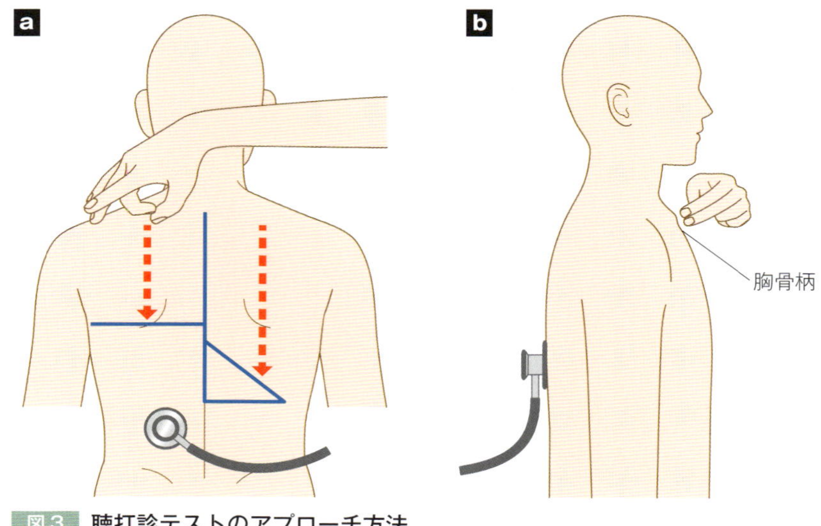

図3 聴打診テストのアプローチ方法

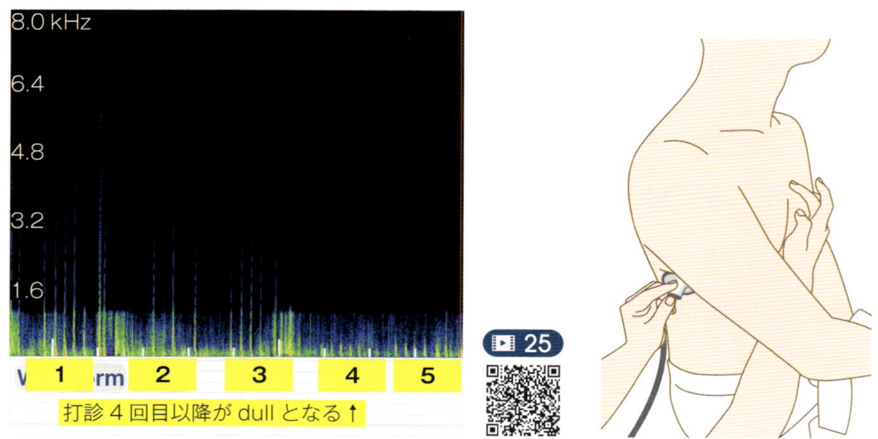

図4 中腋窩線上で施行した聴打診テストのサウンドスペクトログラム

2）声音聴診（vocal fremitus）

- 患者に「ひと一つ」や「あ～」といってもらいながら聴診部位を変えていくと胸水のある部位に到達すると「声がくぐもる感じ」として聴取される．これを vocal fremitus の低下と呼ぶ（4）．
- 同様に手の尺則を使用した胸郭の振動の低下として胸水を感じ取ることができる．これを触覚浸透（tactile fremitus）の低下と呼ぶ．

■文献

1）看護 roo！：胸水の解説．<https://www.kango-roo.com/learning/3366/>（2024 年 10 月閲覧）
2）Guarino JR, Guarino JC：Auscultatory percussion：a simple method to detect pleural effusion. J Gen Intern Med **9**：71-74, 1994
3）Guarino JR：Auscultatory percussion of the chest. Lancet **1**：1332-1334, 1980

呼吸管理・呼吸補助療法中の肺音

Point

- 非侵襲的陽圧換気（NPPV）やネーザルハイフローから発生する環境雑音により肺音がわかりにくくなることを念頭に聴診する必要がある.
- 肺音は基礎疾患，病態によって様々な音が聴かれる.
- 換気フローが早ければ気管支音化する.

a 呼吸管理・呼吸補助療法中で特徴的な肺音とは

- **人工換気**では通常の安静換気よりも気流（フロー）が数倍早くなるため，呼気音，吸気音とも大きくなり，**気管支音化**する[1].
- この気管支音化のため前胸部では小さなラ音は聴き逃しやすいが，**背部の聴診では影響が少ない**.

b 聴取のポイント

- 一般に人工換気下では多数のモニターがついており，アラーム音などの環境雑音が多い．また，聴診器と着衣，チューブ類との擦れ音も発生するので肺音は慎重に判断する[1]．聴診にどうしても必要であれば，一時的に短時間，換気量やフローを変える，人工呼吸器をはずすなどもできるが，安全を優先して行う.
- 人工呼吸器装着時の肺音は，原因となる病態で大きく異なる．強い吸気音が聴かれることが多いが，設定した吸気流速や患者の肺の硬さ，気道攣縮，気道分泌物など様々な影響を受ける.
- **気道分泌物貯留**の判断には**聴診よりもむしろ胸壁に手を当てて**，低いピッチ（50 Hz 前後）の **rumble（ランブル）音（振動）を触れるかどうかで判断**するのがよい．聴診では 100 Hz 以下の音はかなりの経験がないと聴取しにくい.
- **人工呼吸器の押し込み圧が急激に上がったら**，喀痰や異物，腫瘍による片側の気管支閉塞と気胸を考えて**聴診の左右差を確認**する.

■症例 1：ネーザルハイフロー使用中の肺音

・70 歳代，肺癌既往の男性．気管分岐部リンパ節の腫大により右主気管支が強く圧排されている（図 1）．治療前のある朝，酸素飽和度の低下と呼吸困難で呼び出しがあった．

・**画像所見**：右主気管支は胸部 X 線で途絶し，縦隔の右側への偏移を認め，右上葉は無気肺となっている．虚脱したばかりの肺のため肺動脈の血流が保たれている（図 2）．

・**聴診所見**：頸部および右前胸部の聴診音を示す．ネーザルハイフローの音を背景に，頸部および右前胸部ともに wheezes（ウィーズ）を聴取する．頸部ではこれを stridor（ストライダー）と呼ぶ（5）．

5

・**ポイント**：中枢気道狭窄では呼吸数が上昇しないことが多いことを念頭におくことが重要である．

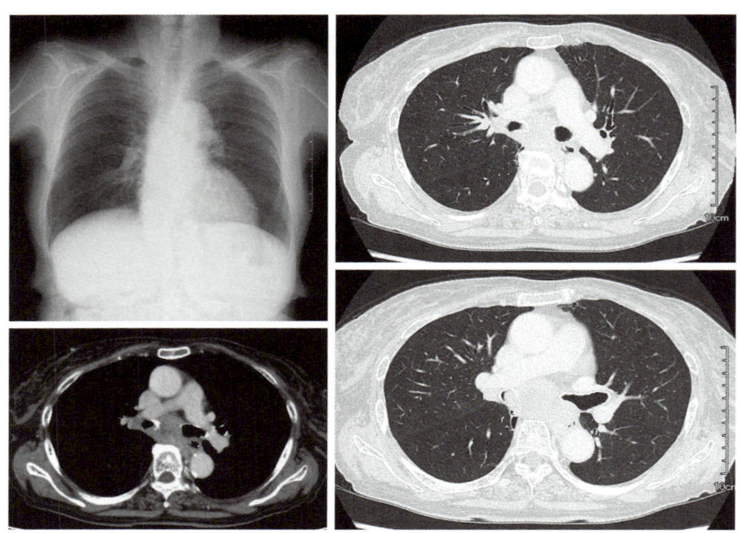

図 1　肺癌による右主気管支の狭窄の画像所見

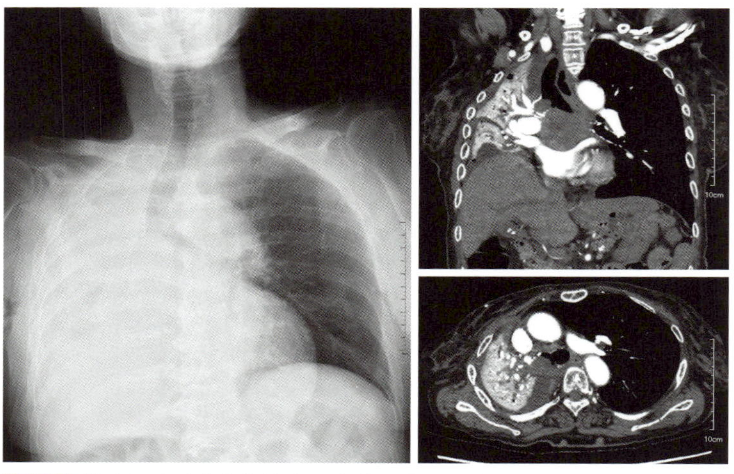

図 2　肺癌による右主気管支の完全閉塞の画像所見

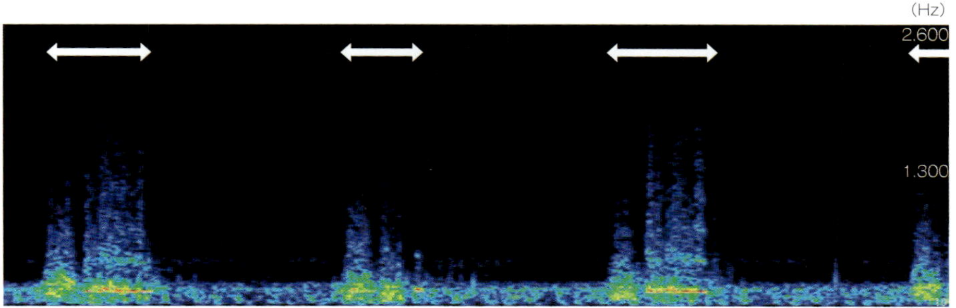

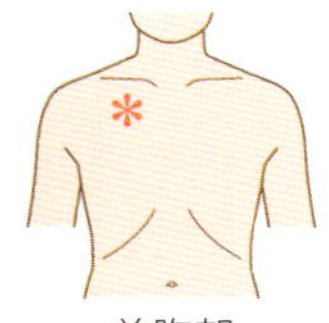

26

図3 **挿管人工呼吸中の呼吸音**
横軸は時間で 10 秒間，3 呼吸が記録されている．縦軸は周波数で最大 2,600 Hz である．明るい青い山が正常よりも強い吸気音である．呼気時には，人工呼吸器からのチューブの中の反響音のみ記録されている．

■症例 2：間質性肺炎悪化で人工呼吸管理となった症例

- 70 歳代，男性，間質性肺炎，気管支拡張症，誤嚥性肺炎であったが，気胸で急激に悪化し心肺停止となり，挿管人工呼吸で蘇生した．
- その後，気胸は治癒したが意識のない状態で 1 週間後に気管切開し，人工呼吸管理中である．
- 通常の肺胞音と比べると吸気の音は荒々しいが，呼気の音はほとんど聴こえず人工呼吸器からのチューブで響いているような反響音が聴こえる（図 3，26）．

■症例 3：拘束性換気障害による CO_2 ナルコーシス

- 80 歳代，女性．関節リウマチ（RA）に伴う気管支拡張と軽度の間質性肺炎があり 2 年前から在宅酸素が導入された（労作時のみ 2 L/分）．今朝，机につっぷしているところを家族が発見し，意識レベルの低下（JCS II-10）があり救急車で来院した．
- **身体所見**：身長 157 cm，体重 44 kg，体温 37.1 ℃，血圧 92/48 mmHg，脈拍 98 回/分，呼吸数 18 回/分．
- **SpO_2 98%（2 L カヌラ）**：明らかな副雑音は乏しい．
- **血液ガス（2 L カヌラ）**：pH 7.201，$PaCO_2$ 122 Torr，PaO_2 124 Torr，HCO_3^- 38.7 mmol/L．
- **画像所見**：図 4 を参照．
- **経過**：RA の気管支拡張症および間質性肺炎の拘束性換気障害により生じた CO_2 ナルコーシスと診断した．二相性陽圧呼吸（BIPAP）を S/T モードで開始した（図 5，27）．BIPAP 導入後 FiO_2 25%，吸気気道陽圧（IPAP）10 cmH_2O，呼気気道陽圧（EPAP）5 cmH_2O，呼吸数 12 回/分で意識レベルは回復し，退院となった．

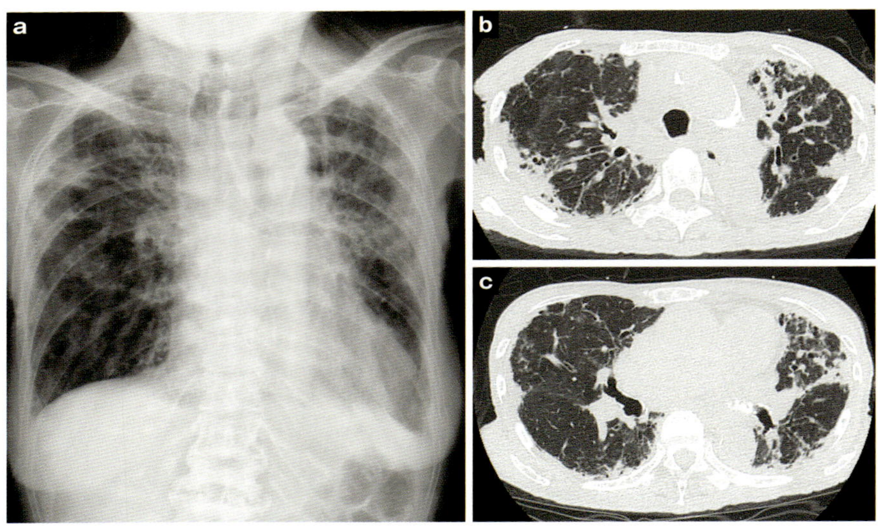

図4　胸部 X 線像と胸部単純 CT
両側の上中肺野主体に斑状の浸潤影を認め（**a**），左上葉中葉では気管支拡張を伴い（**b, c**）左胸郭の狭小化を認める．

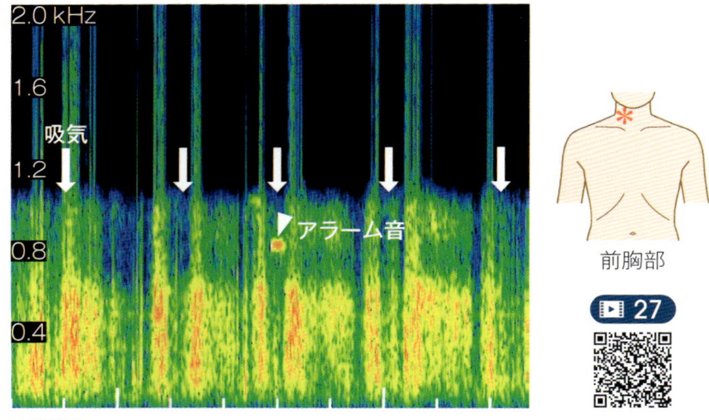

図5　頸部聴診での肺音スペクトログラム
頸部聴診では吸気，呼気ともに荒々しい気管呼吸音を聴取し，BIPAP のアラーム音も聴取する（矢頭）．

■ **文献**

1） Saran S et al：Can normal breath sounds in mechanically ventilated patients be termed vesicular? Crit Care **27**：377, 2023

コラム　珍しい症例“Kartagener 症候群”

- **症例**：40 歳代，女性．湿性咳嗽の増加を主訴に受診した．
- **既往歴**：1 歳時に内臓逆位を指摘され，3 歳から中耳炎を繰り返していた．20 歳代で肺炎を契機に鼻腔内サッカリンテスト，気管支鏡での気管支線毛構造異常から Kartagener 症候群と診断された．
- **胸部 X 線**（図 1a）：内臓逆位と両側中下肺野の気管支拡張像と粒状影を認める．
- **胸部 CT**（図 2）：両側下葉を中心に気管支拡張と壁肥厚を認め，気管支内腔には粘液栓を部分

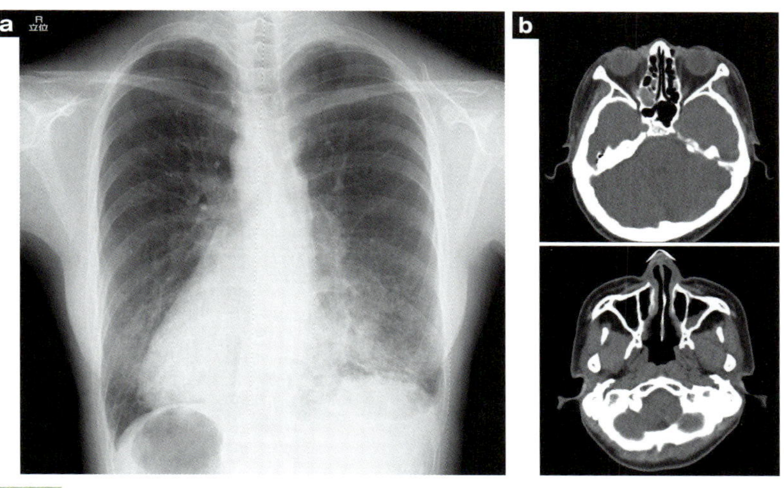

図 1　胸部単純 X 線像と副鼻腔 CT
a：内臓逆位と左中下肺野を主体に両側中下肺野に粒状影と浸潤影を認める．
b：右篩骨洞と左上顎洞に液体貯留を認める．

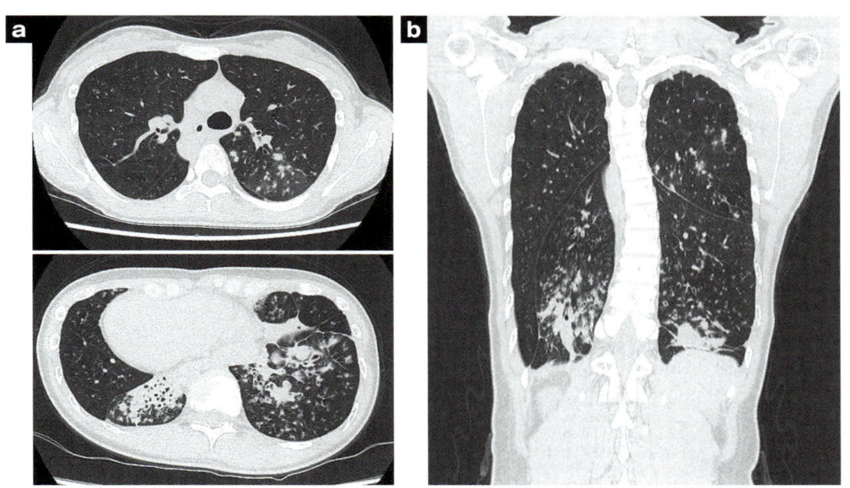

図 2　胸部単純 CT（横断像と冠状断）
左上葉と両側下葉主体に気道散布影を認める（**a**）．
また，気管支拡張と気管支壁肥厚（**a**）および気管支内部に粘液栓（**b**）を伴っている．

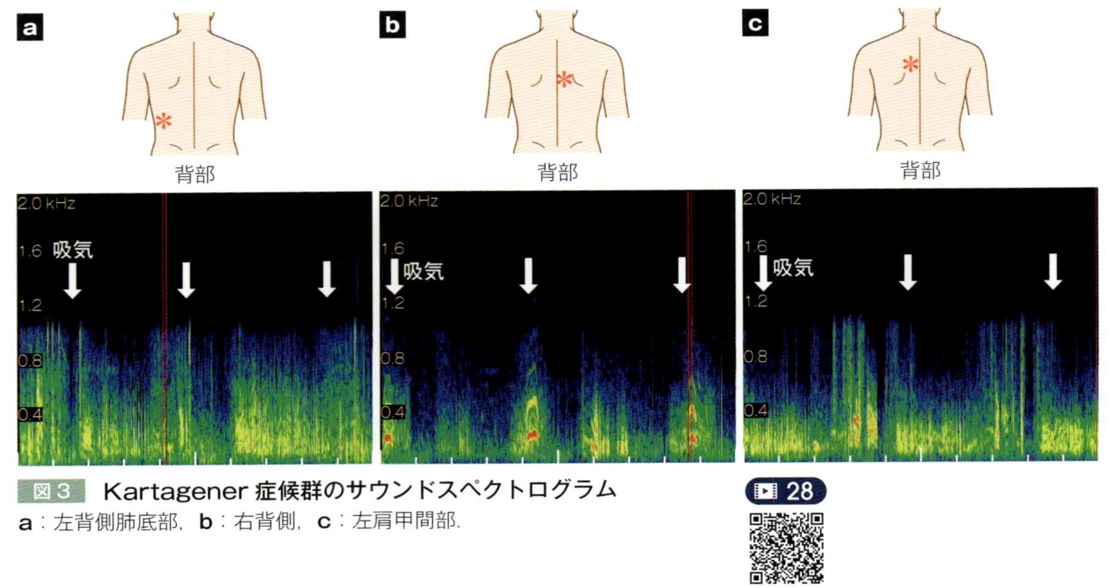

図3 Kartagener 症候群のサウンドスペクトログラム
a：左背側肺底部，**b**：右背側，**c**：左肩甲間部．

28

的に伴っている．

- **副鼻腔 CT**（図 1b）：左上顎洞と右篩骨洞に液体貯留を認める．
- **聴診所見**（図 3，28）：左背側肺底部では呼気時主体に rhonchi（ロンカイ）（図 3a），右背側では吸気時の squawk（スクウォーク）が毎回聴取され，ロンカイも一部で聴取される（図 3b）．左肩甲間部ではロンカイが吸気，呼気通して聴取され，吸気の一部ではスクウォーク（short wheezes）が混在する（図 3c）．気道内の分泌物や気道壁の浮腫を反映した副雑音である．

IV

小児の肺聴診

小児の肺聴診

a 小児肺聴診の総論

1）小児における肺の画像診断や呼吸機能検査の制約

- 深吸気で息止めができず，一定条件の胸部単純 X 線像が撮れない．胸部 X 線撮影時に啼泣している場合など吸気末のタイミングで撮影することは期待できず，成人よりも検査の質が落ちる．
- 胸部 CT 撮影も対象臓器のサイズが小さく，呼吸も止められないので精細な画像が得られにくい．
- 放射線感受性が高く，放射線被曝への配慮が求められる．
- 被験者の理解と協力を要する呼吸機能検査の実施が制約される．
- 血液ガス検査，気管支鏡検査，肺生検などの侵襲的検査の制約も大きい．

2）肺聴診に関する特性

- 肺音の発生部位から胸壁表面までの距離が短く，音の減衰が少ないため，**肺音は成人よりも聴取しやすい**．
- 胸壁の筋肉が未発達であり，呼吸運動に伴い発生する低周波の筋音による妨害（マスキング効果）が少ない．
- 女性でも乳房発達がなく，胸壁に聴診器を当てる際に物理的・心理的な抵抗が少ない．
- 啼泣時には聴診が著しく困難である．指示による深呼吸も難しい．
- 侵襲性がなく何度でも反復できる肺聴診の重要性は非常に高い．

3）乳幼児で副雑音が生じやすい理由

- 乳幼児では成人と同じ分岐レベルの気管支であっても気道壁は軟弱でつぶれやすい．呼気時の胸腔内圧上昇で wheezes（ウィーズ）を生じやすい．
- 気道径が小さく，炎症による粘膜の浮腫によって容易に狭窄するためウィーズや rhonchi（ロンカイ）を生じやすい．
- 呼吸筋が未発達なため咳が弱く，気道分泌物の喀出が困難で貯留しやすいため coarse crackles（コース・クラックル）やロンカイを生じやすい．
- 間質性肺疾患は極めてまれであり，fine crackles（ファイン・クラックル）は滅多に認めない．

4）小児で用いる聴診器と聴診のコツ

- 肺聴診には低周波音をカットする膜型チェストピースを用いる．チェストピースの直径が大きいほど集音範囲が拡大し，音量も大きくなる．小児用聴診器は体格に合わせて

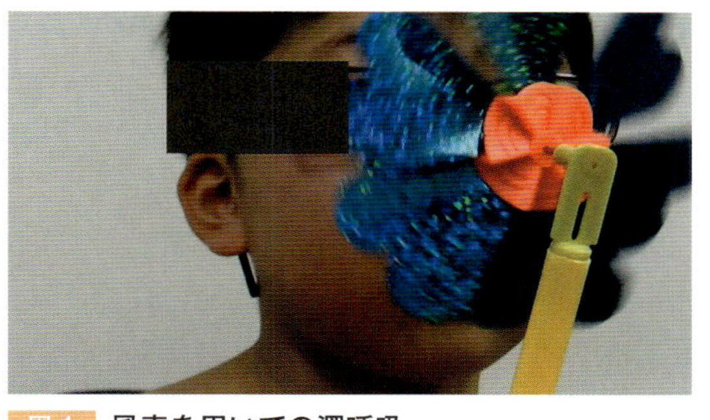

図 1　風車を用いての深呼吸

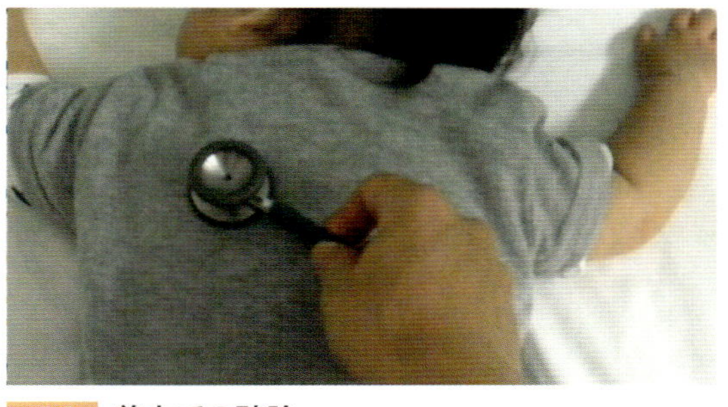

図 2　着衣での聴診

チェストピースが縮小されている．乳幼児の肺音は音量が大きいので小さなチェストピースでもよく聴こえる．ただし，チェストピースの当たらない部位の肺音を聴き逃さないためには，成人同様に多数の領域を聴診しなければならない．胸壁全体を網羅したスクリーニング的な肺聴診には**成人用のチェストピース**を用いて 1 回でカバーできる聴診範囲を広げたほうが効率的である．乳幼児であれば，前面，背面それぞれ左右上下の 4 点でほぼカバーできる．小さなチェストピースは心音や肺音の詳細な局在を評価する時に用いればよい．

- 小児に深呼吸をさせるには，玩具の**風車（かざぐるま）**を用いるとよい．風車は口から 5 cm 以上離して吹かせると何度でも繰り返して使用可能である（図 1，▶ 29）．
- 乳幼児が眠っている状態であれば，**着衣の上**から聴診器を当てるか（図 2，▶ 30），聴診器を**口元にかざす**だけでも十分な情報が得られる場合が多い．
- やむをえず泣いている時でも呼気終末のウィーズや吸気時の crackles（クラックル）は比較的聴取しやすいので，呼気終末から吸気に意識を集中して聴診する．

b 小児肺聴診の各論

1）肺胞音について

- 肺胞音は気管から離れた広範囲の胸壁上で正常な呼吸音として聴取される．最も重要な特徴は吸気音は換気量に応じた強さで聴取されるが，呼気音が非常に弱くてほとんど聴取できないことである．成人に比べると小児の呼吸音はやや高調に聴こえる．

- 肺胞音は成人では明らかな左右差はないとされているが，乳幼児期には背部においては左肺底部でやや強く聴取されることが示されている．これは心臓によって左の下葉気管支がより背側に向かうためと推測されている．
- 肺胞音が聴取される部位で呼気音が増強して聴取される場合，**気管支音化**と表現される．気管支音化が局所的に起きるのは肺炎の部位で肺音の伝達が向上する場合で，吸気音は換気不良のために減弱している．
- 広い範囲で気管支音化を生じるのは軽度の気道狭窄が存在する場合である．吸気音はあまり変わらずに呼気音だけが全体に強く聴こえる．これは，気管支喘息などによる軽度の気道狭窄で**連続性ラ音を生じる前段階**として認められることが知られている．

31

2）小児期に特有な呼吸音

a）新生児の呻吟（31）

- 新生児から 3ヵ月未満の呼吸窮迫症状でみられる啼泣のような呼気時の呻き声のことをさす．これにより，呼気時に声門を閉じて気道内陽圧を保ち，肺胞虚脱を防ぐ効果がある．
- 呼気全体にわたって持続し，呼気時間は延長する．
- 多呼吸，陥没呼吸，鼻翼呼吸，チアノーゼなどを伴うことが多い．
- 新生児呼吸窮迫症候群，新生児一過性多呼吸，胎便吸引症候群，新生児肺炎などで聴かれる．

32

b）急性細気管支炎のクラックルとロンカイ

- 2 歳未満の乳幼児が RS ウイルス（RSV）に初感染した時に診断されることが多い．

33

- 細気管支レベルに及ぶ広範な気道粘膜の炎症で粘膜の浮腫，気道分泌物の貯留によって閉塞性換気障害をきたす．
- **コース・クラックル**は必発で，吸気呼気ともに聴取される（32）．
- 連続性ラ音も併存することが多く，**ロンカイ**も**ウィーズ**もある（33）．

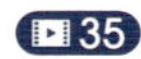

c）クループ（34）

- 乳幼児期のウイルス感染による急性喉頭気管気管支炎である．パラインフルエンザウイルス 1～3 型が多い．
- 声門下の炎症性浮腫で嗄声，犬吠様咳嗽，吸気性喘鳴が 3 徴とされる．
- 頸部聴診で音源が明らかに頸部にあり，**吸気優勢**であることを確認する．
- 気管支炎に伴い，ウィーズやクラックルが併存することもある．

35

d）気管支喘息（35）

- 小児期の慢性疾患として最も頻度が高い．
- 急性増悪時にはウィーズはほぼ必発である．
- 浅い呼吸ではウィーズが見逃されることがあるので風車を吹かせるなど深呼吸をさせて確認する．
- **非発作時**でも吸気音の高調成分が増強する，呼気音が増強するなどの特徴がある．
- β 刺激薬吸入に対する反応が明らかに認められる（肺音，呼吸機能）．

■参考文献
1）　高瀬真人：小児科領域における肺音．日胸臨 **63**：654-662，2004
2）　高瀬真人：小児の聴診．聴いて見て考える肺の聴診，工藤翔二（監），アトムス，東京，p27-31，2014
3）　高瀬真人：小児の肺聴診を見直す―もっと聴診器を活用するコツ．小児科 **58**：583-588，2017

V

肺音の解析

肺音の解析

a 肺音解析の意義

- 聴診所見のカルテへの記録は聴診者の力量，関心，記載時間の余裕などによって決まる．そのため，ある医療者の記載と別の医療者の記載は必ずしも経時的に比較できない．
- 胸部X線などの画像診断では所見だけでなく画像がカルテから参照できるため，一目瞭然で状態を把握でき，また時間経過での比較ができる．これと同じように聴診音も画像としてカルテ上に記録できれば把握しやすく，また時間経過を追っていくことができるものと思われる．
- 肺音研究は長い歴史を有しているが，残念ながらそれが画像としてカルテに記録されるようになってはいない．しかしながら今日では，パソコンやスマートフォンという強力な手段がある．本項では**スマートフォンで肺音を画像として記録・解読**する方法を中心に解説する．

b 肺音図とは？

- 心音図は標準的な表示方法が定められていて，通常50 mmまたは100 mm/秒の時間軸上に音の波形が周波数帯域フィルターで処理したうえで表示される．肺音においては1977年にMurphyがNew England Journal of Medicineに“Visual lung-sound characterization by time-expanded wave-form analysis”と題した論文を発表し時間軸波形で各種肺音が区別できることを示した[1)]．この論文は，紙送り速度100 mm/秒の記録では肺音の副雑音は弁別できないが，紙送り速度を400〜800 mm/秒とすると各種の副雑音を認識できることを示したものである．この「**時間軸拡大波形**」は肺音のうち各種副雑音を定義する基本的評価方法として今日でも用いられている．
- しかしその時間軸では，例えばパソコンの画面の幅で1秒分程度のデータしか表示されず，一目で全体像を把握することはできない．同じ1977年，本邦では工藤が「サウンドスペクトログラムを用いた新たな肺音図法」を発表し[2)]，**スペクトログラム**表示の有用性を示した．この方法はおおよそ2呼吸分の肺音を一紙面で把握できる．さらに今日では，パソコンでもスマートフォンでも，音は瞬時にスペクトログラムとして表示できるので肺音図として一般的な方法になった．
- 図1は10秒間の肺音をスペクトログラムと時間軸波形の両方で表示したものである（▶36）．スペクトログラムでは吸気呼吸音，呼気呼吸音，吸気早期のcrackles（クラックル）などが読み取れるが，時間軸波形はこの時間軸幅では評価が困難であることがわかる．以下，スペクトログラムを中心に記述する．

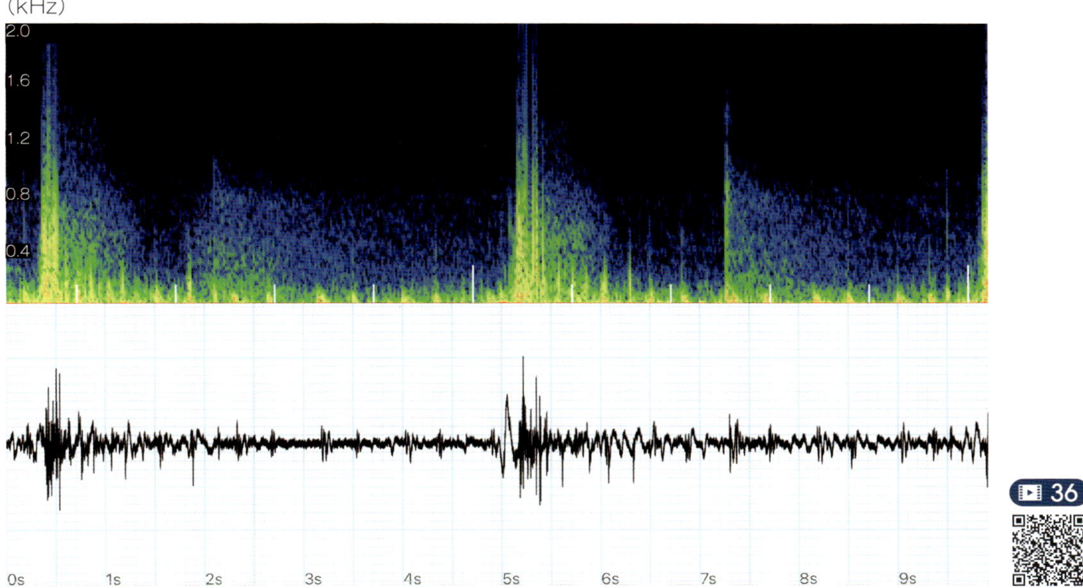

図 1 スペクトログラム表示（上）と時間軸波形表示（下）の比較

C 肺音スペクトログラムの成り立ち

1）スペクトログラムとは

- **横軸を時間軸，縦軸を周波数，濃淡（白黒）または色合（カラー）でスペクトルの強さ**を表したもので古くから声紋分析に用いられてきた手法である．

2）肺音のスペクトログラムの 3 要素

- 肺音のスペクトログラムは，3 つの要素に分けてみると理解がしやすい．図 2，37 にその 3 つの要素を示す．
- 左の 1/3 は横に赤い水平線が走っていて，途中からその線が上にずれている．最初の横線は周波数が 300 Hz で次の横線は周波数が 600 Hz である．このように**横に走る線**は一定の周波数の音が続いていること，すなわち**連続音**を示している．肺音では**連続性ラ音［wheezes（ウィーズ），rhonchi（ロンカイ）］**がそれに相当する．
- 中央の 1/3 では**縦に走る線**が 0.5 秒ごとに並んでいる．時間軸波形では 1/2000 秒の幅の**パルス波**が 0.5 秒ごとに並んでいる．このような波は**短時間にエネルギーが集中**ししかも**広範囲の周波数成分**を含んでいるので細い縦に走る線になる．これがもっと高頻度で発生したものが肺音では**断続性ラ音（クラックル）**ということになる．
- 最後の 1/3 区間は**砂嵐状**を呈している．これは周波数軸上でも時間軸上でも**ランダムに波が発生**しているもので，これがすべてのスペクトルを均等に含んでいる場合は光の色になぞらえて**白色雑音**と呼ばれる．実際の肺音に白色雑音はないが，**呼吸音（breath sound）**はこれに近い**不規則雑音**である．

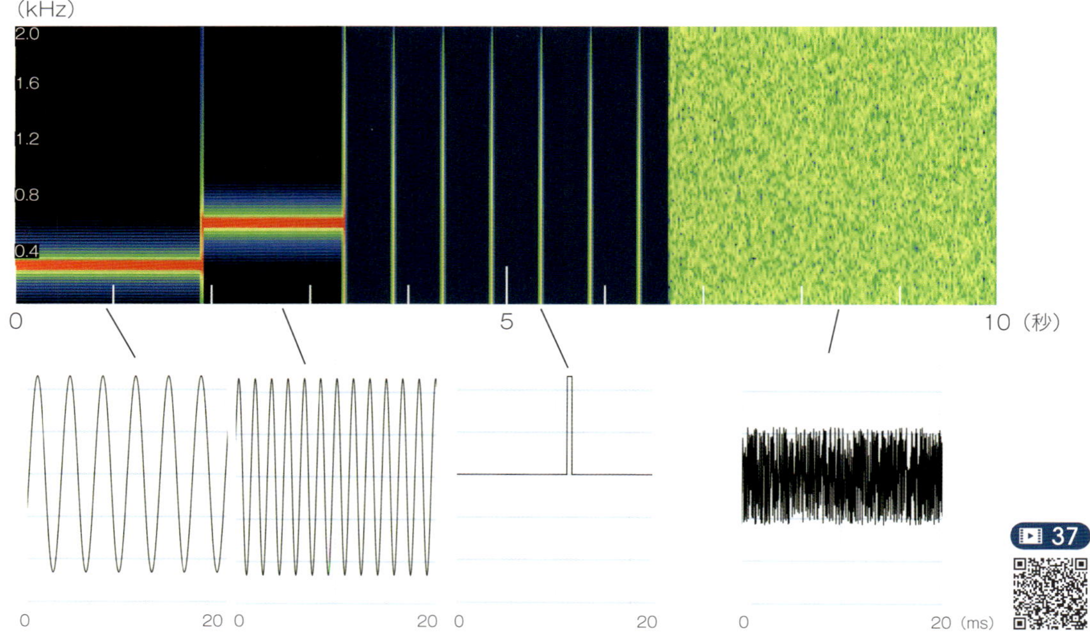

図2　肺音図を構成する３要素
上図はスペクトログラム，下図はその一部分の時間軸拡大波形を示す．

- 肺音図はこれらの３要素が重なったものとして理解することができる．

d　肺音スペクトログラムの読み方

1）不規則雑音＝呼吸音のスペクトログラム

- 呼吸気流が気道を流れる時に生じた乱流や渦流によって生成される不規則な波形の雑音で，その音源においては幅広い周波数成分を有していると考えられる．このような広帯域の不規則雑音が聴診で聴かれる**呼吸音となるのを規定する２つのメカニズム**が存在する．１つは**呼吸の流速**であり，もう１つは音源から聴診部位に伝達するまでに**通過する組織の音響フィルター**としての影響である．
- まず呼吸音が肺の組織を通ることでどのように変化するかをみてみよう．塩谷らの検討によれば，**肺は低域通過（高域遮断）フィルター**の特性を有している[3]．そして，それは肺尖部では300 Hz，肺底部では150 Hzをカットオフ周波数とした－12 dB/octの振幅特性であったとしている．前述の白色雑音にこの特性のデジタルフィルターをかけたものが図3a，38のスペクトログラムの中央（カットオフ値300 Hz），および右側（同150 Hz）である．画像上は砂嵐が下のほうに沈んでいくような像で，右側が正常な肺胞呼吸音に近い．これが十分に下のほうに沈んでない場合は，コンソリデーションや線維化などにより肺組織の低域通過フィルターとしての特性が損なわれていることを意味している．
- 次に重要な要素は，呼吸の流速の影響である．周波数帯域によっても異なるが，主要な

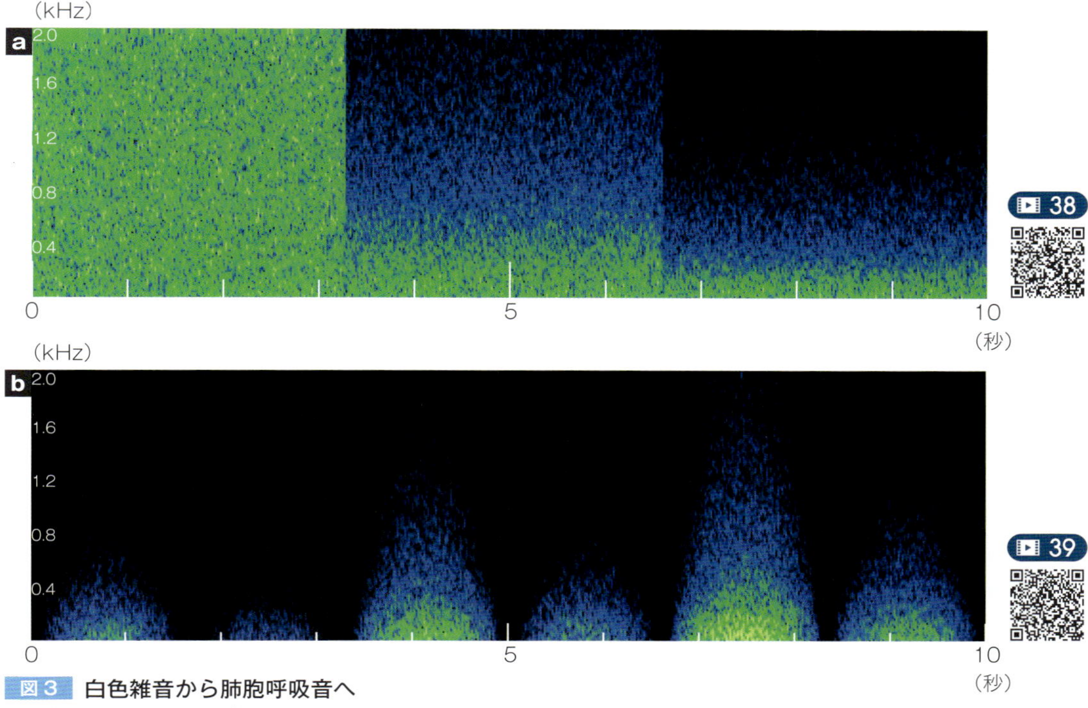

図3 白色雑音から肺胞呼吸音へ
a：肺組織のフィルター作用，b：フィルター＋呼吸流速の影響．

帯域の**呼吸音の音圧（振幅）は流速の2乗に比例**する[4]ため，流速が倍になると12 dB増強する（振幅4倍＝パワー16倍）ことになる．

- さらに，**肺野では呼気の呼吸音は吸気に比して弱い**．健常人の呼吸音の測定結果では，呼気/吸気の音圧比は上肺では－7 dBであるのに対し下肺では－12 dBに及んでおり，下肺野で呼気音が非常に弱い．その理由は明確には解明されていないが，**吸気呼吸音が区域気管支など比較的末梢で発生**しているのに対し，**呼気呼吸音は比較的中枢の気道で発生**し[5]発生部位が胸壁から遠いことが1つの要因と考えられる．
- サイン波の呼吸流速を仮定し，フィルター処理された白色雑音の音圧を上記法則に従って変動させたものが図3b，39である．最大流速は左を1とすると，中央は2，右は3となるように音を生成している．図3bの左が安静呼吸とすると，中央・右が深呼吸に相当する．このように**呼吸音の強さは呼吸の仕方（流速）によって異なる**ことに留意が必要である．したがって，**呼吸音の減弱**は同じ呼吸の仕方で**左右の呼吸音を比較**することで行う．また，**気管支呼吸音化は吸気と呼気の呼吸音を比較**することで行う．
- 以上，肺胞呼吸音に影響する因子として，呼吸の流速，呼吸音の発生部位，伝達経路の肺組織（高周波数を遮断）の影響があることを示した．呼吸音の減弱，高調化，気管支呼吸音化などがある時，上記影響因子を考えると理解がしやすい．

2）サイン波＝ウィーズのスペクトログラム

- ウィーズは喘息でのフローリミテーションなどにより**気道壁が振動**することにより生じ

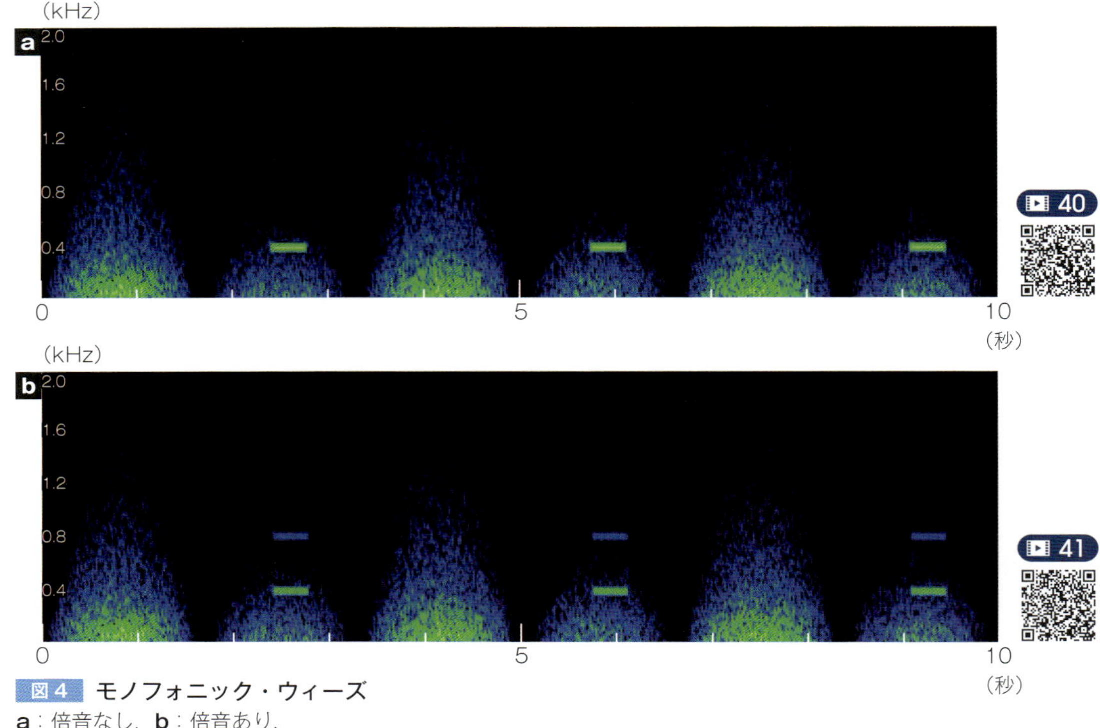

図4 モノフォニック・ウィーズ
a：倍音なし，b：倍音あり．

ると考えられている．その基本形は**サイン波の連続**である．図4a，40上は模擬呼吸音の呼気部分に400 Hzのサイン波を0.4秒分重ねたものである．呼吸の仕方が同じであれば，このように**繰り返し同じ呼吸位相で現れる**ことが多い．声など外からの雑音である場合は呼吸相との関係が認められないことで区別できる．

- 純粋のサイン波は1本の横に走る線になるが，気道壁の振動によるサイン波は多少の**ひずみ**があり，そのひずみは**倍音として**，例えば400 Hzのウィーズの場合，800 Hzや1,200 Hzなど**2倍，3倍……に横線が現れる**ことがしばしば認められる．図4b，41がその模式図で，複数の横線を1つの音と判断するかどうかは，複数の**横線の開始・終了時期が同じ**であること，**最も低い周波数の整数倍にある**ことの2つの条件で判断ができる．実際耳で聴いても1つの音にしか聴こえない．
- 図5，42は横線が2つあるのは同じであるが，周波数が400 Hzと600 Hzで**倍音ではなく**，また**時間的にもずれ**ているので2つの**別個の音**（音源）であることがわかる．このように**2つ以上の音源から発せられているウィーズをpolyphonic wheezes（ポリフォニック・ウィーズ）**という．前述の単一音源のウィーズは仮に倍音が多数あってもmonophonic wheezes（モノフォニック・ウィーズ）である．
- ここまで示したサイン波は周波数が一定であった．しかし**気管支喘息**などで認められるウィーズは**周波数が変動する**ことが普通である．図6，43は周波数が増加していく例を示す．このように周波数が変動する場合は斜めに走る線になる．
- 以上，様々な型の模擬ウィーズを示したが，実際の場面では呼気のみならず吸気でも認

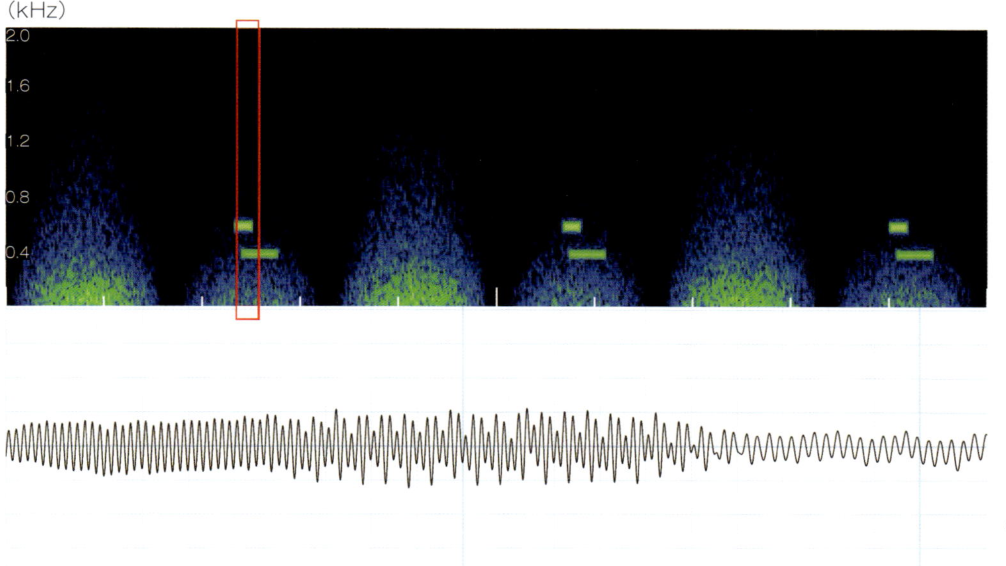

図5 ポリフォニック・ウィーズ
下図は上図の赤囲み部分の時間軸拡大波形を示す.

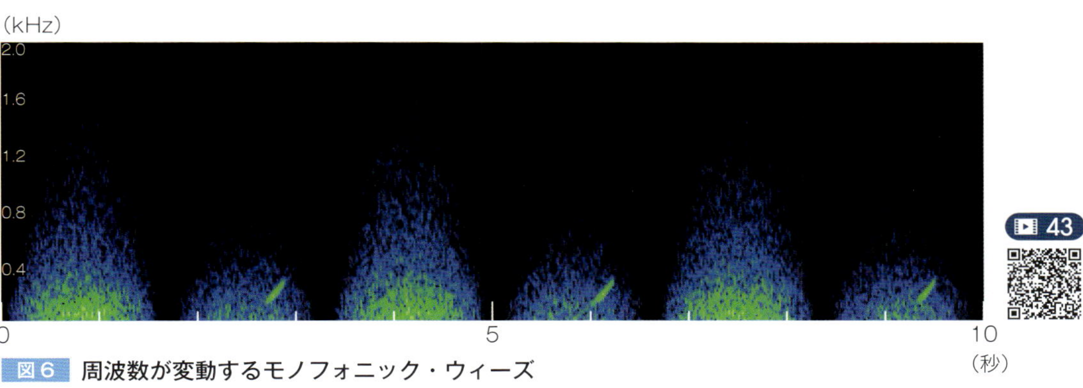

図6 周波数が変動するモノフォニック・ウィーズ

められ，また様々な型のものが混在していることが多い．肺音解析上の**気管支喘息の重症度は呼吸相の中に占めるウィーズの占める時間比率が高いことなどで推測される**[6]が，最重症で呼吸が弱くなるとウィーズか聴こえにくくなり背景の呼吸音が弱くなることも重要である．

3）パルス波＝クラックルのスペクトログラム

- クラックルは，**虚脱した末梢気道の解放や分泌物の破裂による衝撃音（パルス波）**で，スペクトログラムでは**縦に走る線**として現れる．このような線は衣服が触る，センサーがずれるなどのアーティファクトとして生じることもあるが，呼吸位相との関連でみることで区別する．図7a，44は肺線維症のfine crackles（ファイン・クラックル）

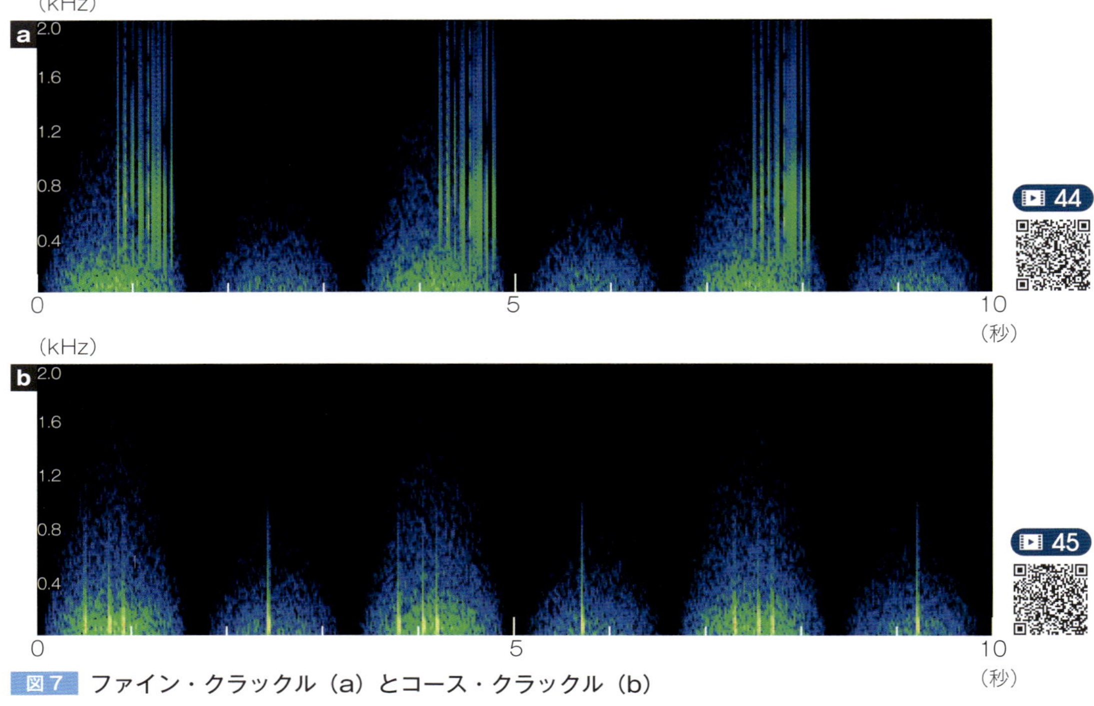

図 7 ファイン・クラックル（a）とコース・クラックル（b）

の模擬音である．高い周波数まで縦線が伸びていること，吸気後半に密集しているなどの特徴が読み取られるであろう．

- 図 7b，45 は気管支拡張症などでみられる coarse crackles（コース・クラックル）の模擬音である．前述のファイン・クラックルと異なり，縦線が低い周波数にとどまっていること，またその分布が吸気の前半～中央部に多く，呼気にも多く認められること，ファイン・クラックルのように密集していないことなどが特徴である．
- 以上のように，クラックルは縦の線であって，その解析においては**呼吸のどの位相で生じているか**，また**周波数はどこまで達しているか**などが所見として重要である．吸気のはじめのほうにある時は比較的太い気道の開放を，吸気終末に及ぶ時は末梢気道の開放を，また高い周波数まで伸びている時は，発生部位が肺の末梢（胸壁近く）にあるか，肺が硬化（線維化など）していることが想像される．こういった周波数や出現位相との関係については多くの研究がある[7~9]．
- なお，ファイン・クラックルとコース・クラックルの時間軸拡大波形での区別は，欧州呼吸器学会の CORSA（Computerized Respiratory Sound Analysis）ガイドラインでは，**波形の最初の 2 周期の時間（2 CD）10 ms 未満のものがファイン・クラックル，10 ms を超えるものがコース・クラックル**と定義されている[10]（図 8）．

4）パルス列＝ロンカイのスペクトログラム

- ロンカイは日本語の肺音用語では**いびき様の音**として分類されているものである．一方で，周波数の低いウィーズをロンカイとする考え方もあり，その位置付けが混乱してい

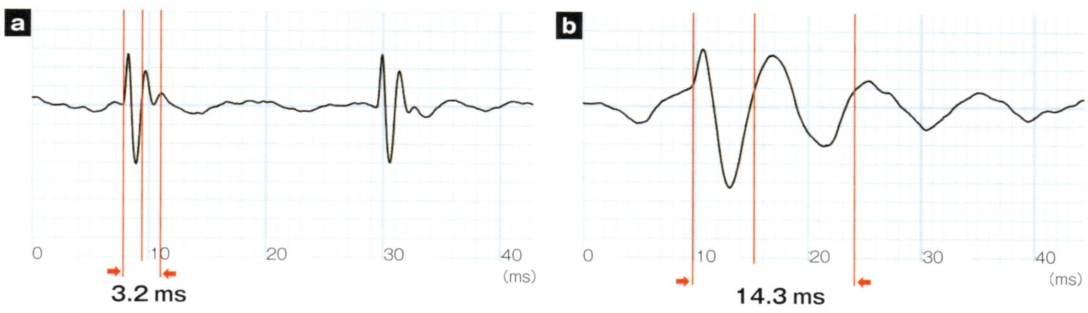

図8 クラックルの時間軸波形計測：2周期時間（2CD）
a：ファイン・クラックル，b：コース・クラックル．

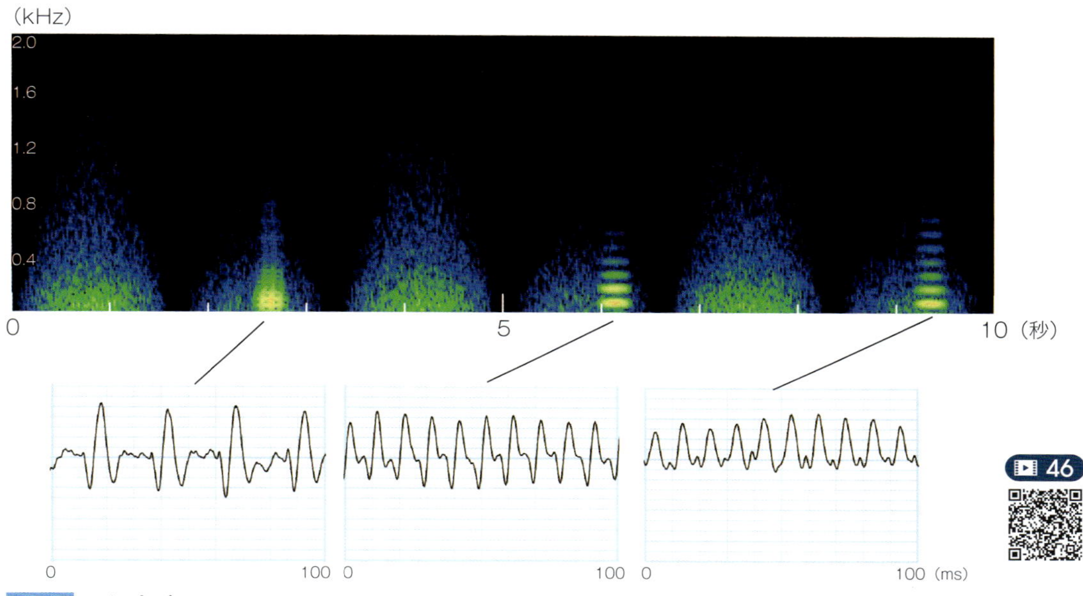

図9 ロンカイ
下図はロンカイ部分の時間軸拡大波形を示す．

るのが現状である[11)]．本来，いびき様の音という聴感の特徴で定義されたものであり，本項ではその観点での所見を説明する．

- ロンカイは**気道に分泌物があり，それが閉鎖と解放を繰り返すことによって生ずる**と考えられている．その時間軸波形は**クラックルが反復するような波形**になる．クラックルが反復するとスペクトログラムは縦線が並ぶことが想像されるが，それが密に並ぶと**スペクトログラムは横縞**になり，聴感的にも連続音に聴こえる．
- 図9，46は模擬呼吸音に模擬クラックルの密な反復を加えたものである，左はコース・クラックルを秒当たり40回（40 Hz）の頻度で，中央は100 Hzの頻度で，右はファイン・クラックルを低域通過フィルター（150 Hz）で処理したものを100 Hzの頻度で並べたものである．左は横縞が不明瞭（周波数分解能を高めた表示では明確な横縞になる）であるが，中央と右は低周波数領域の横縞が認められる．いずれも聴感的には**いびきのような**あるいは**ブーというような濁った音**として聴かれる．

e 肺音の測定方法

- 専用の研究用装置としてケンツメディコ社の肺音計があったが，現在は販売終了になっており，以下に個人で簡単に測定できる方法を紹介する[12]．

1）センサー

- 肺音測定専用のセンサーは市販されていない．使用可能なセンサーとして**エレクトレットコンデンサー型マイクロホン（ECM）**や加速度センサーがある．安価で使用も容易なものはECMで，ソニー社製ECM-PC60（パソコン，ICレコーダ用）や同ECM-SP10（スマートフォン用）がある．スマートフォンで音響用端子がない機種の場合は，Lightning-3.5 mmヘッドフォンジャックアダプタ（iPhone）やUSB Type-C-イヤホン変換アダプタ（Android）などをマイクとの間に接続する．後者の場合，マイク入力ができないものや，ノイズキャンセラーの働きで呼吸音が除去されてしまう場合があり注意が必要である．なお，頸部気管音の測定はスマートフォンの内蔵マイクでも可能である．また，ペン型電子聴診器のペンスコもセンサーとして使用することができる．

2）センサーの接着方法

a）スマートフォンの内蔵マイクを使用する方法

- 気管音は胸壁上で聴取される肺音よりも音が強いので，スマートフォンの内蔵マイク（通話用）で十分測定が可能である．方法はスマートフォンの通話用マイクがつながっている穴の部分を頸部前側面の皮膚面に密着させるだけでよい（図10）．プラスチック製のカバーがはまっている場合は受話部に穴があいていて，その穴が集音部として働く．

b）聴診器を使用する方法

- 不用になった聴診器のチェストピースを利用する方法と，聴診器のイヤーピースにマイクを接続する方法がある（図11）．マイクのコードや聴診器のチューブが衣服などでこすれると大きなノイズとなるので，取り扱いの容易な前者のほうが望ましい．しばし

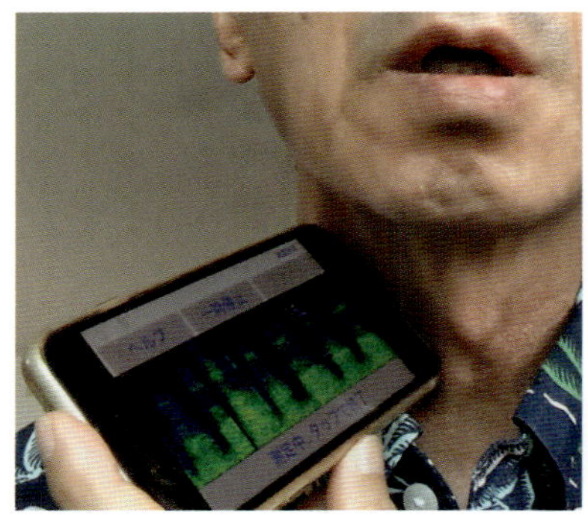

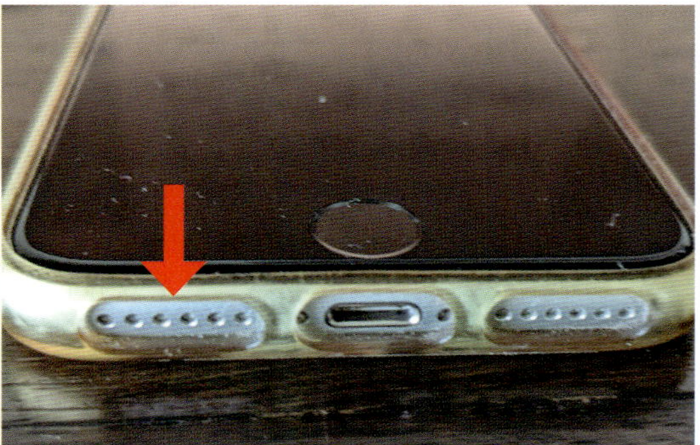

図10 スマートフォン単独での気管音測定
矢印部分を頸部皮膚に密着させる．

ば遭遇する厄介の問題は，聴診器の**ダイアフラムの圧迫による圧力変動**によりマイクの出力の基線が激しく揺れて，その結果**オーバーレンジによる音割れ**を生じることである．その場合は図 11 に示すような**ベントを設ける対処**（図 11 ではクリップの針金をマイクに添わせることで隙間をつくっている）が必要になる．なお，測定される肺音のスペクトルは使用する聴診器や聴診器との接続方法によって大きく異なるので，時間経過などデータを比較する場合は同じものを用いる必要がある．

c）専用のアタッチメントを使用する方法（図 12）

- マイクにアタッチメントを付けて直接胸壁に貼り付ける方法がある．安定した測定ができる．アタッチメントは市販されておらず，ゴム工場で特注するか，適当なゴム製品を流用する．接着は麻酔科用両面粘着ディスク（3M リットマン 2181）を用いる．マイクと胸壁の間には密閉された薄い空気層（1 mm 程度）が形成され胸壁からマイクに音が伝わる．

d）電子聴診器を使用する方法

- 比較的安価で外部出力が利用できる電子聴診器として，米丸亮らの協同により 2024

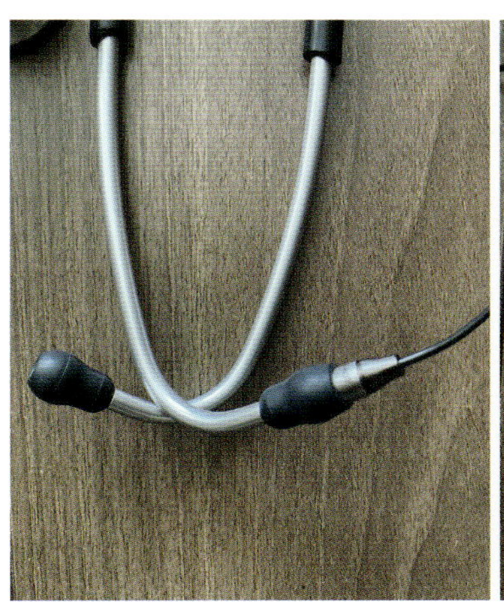
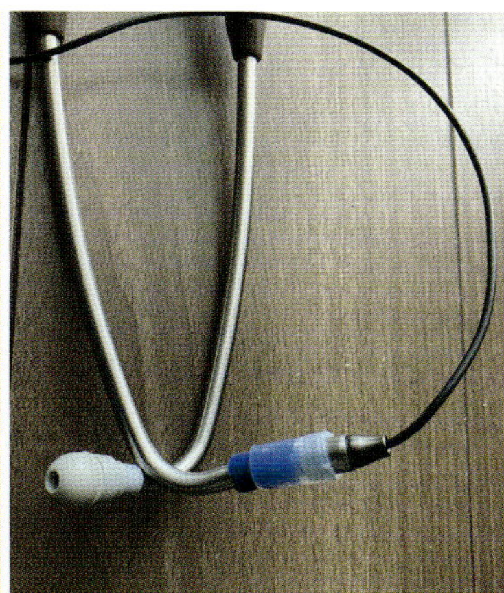
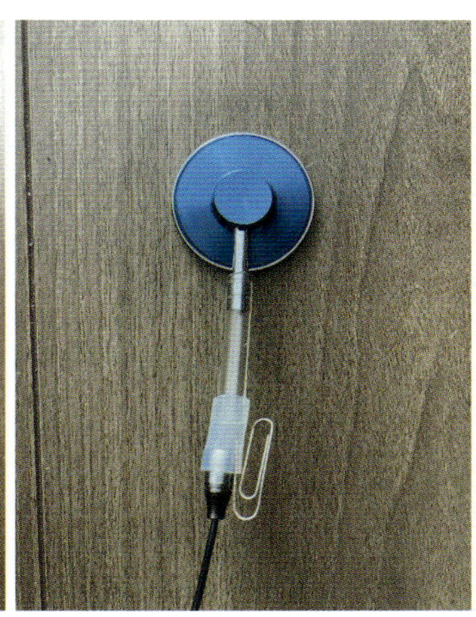

図 11　聴診器とマイクの接続例

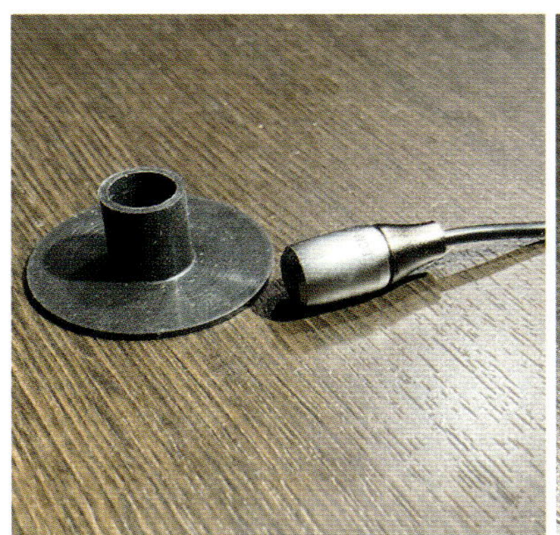
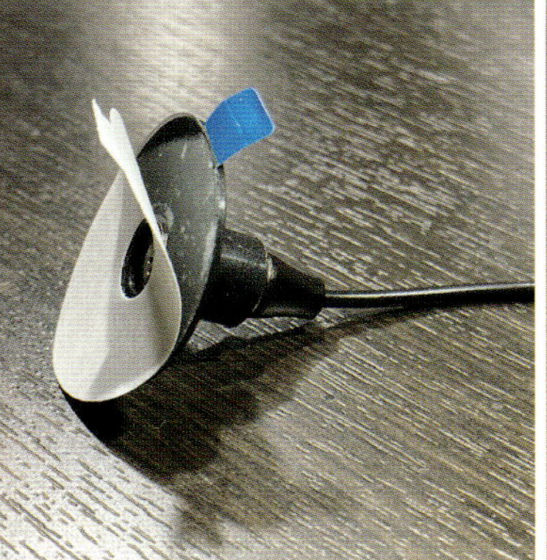
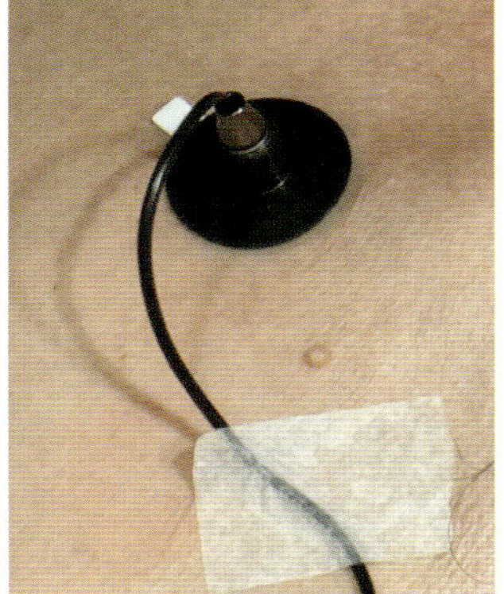

図 12　肺音計測用マイク・アタッチメント

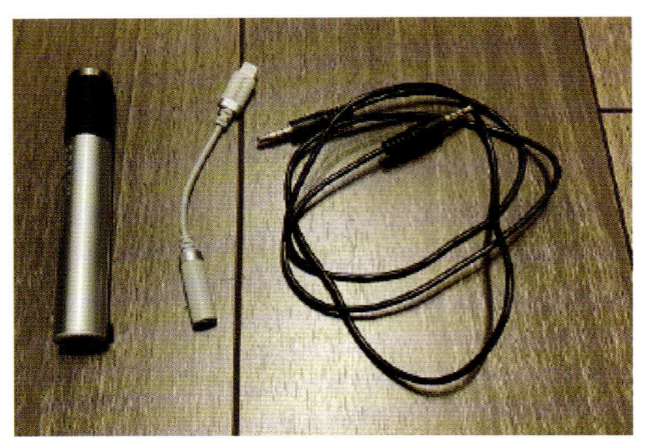

図13 ペンスコとスマートフォンへの接続用のライトニングアダプター・4極アナログケーブル

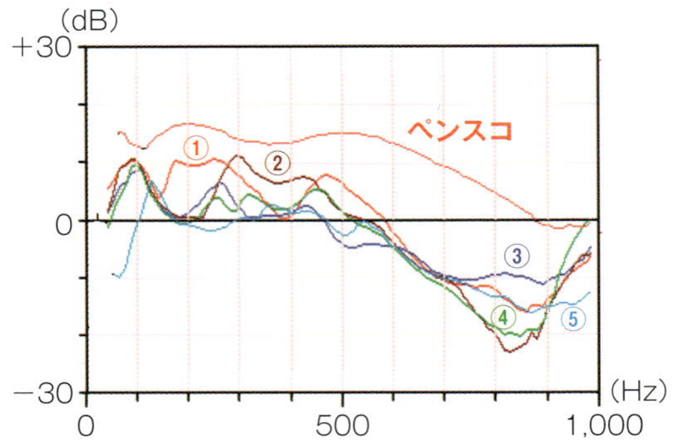

図14 各種聴診器とペンスコの周波数特性の比較
①～⑤は従来型聴診器，基準は SONY PCM-SP60+ゴム製アタッチメントである．

年９月にアド・ソアー社よりペン型電子聴診器（ペンスコ）が発売された．４極のアナログ端子を介して直接にスマートフォンに接続してリアルタイムにスペクトログラムを観察しながら録音することが可能である（図13）．アンプ内蔵のため前述のマイク単独よりも出力が大きく比較的大きな音として収録される．ペンスコは胸壁に押し付けると低周波数領域の感度が高まりオーバーレンジを起こしやすいので，スマートフォンの入力感度を下げる（iSmartESA では Attenuate ボタンで 12 dB 感度が下がる），ペンスコを胸壁に軽く当てるなどの対策が必要になることがある．なおオーバーレンジは，再生時にプチプチという音が入り一時的に音が途絶するなどの弊害があるので避ける必要がある．聴診器と比較した場合の利点は，高い周波数までカバーするので，ファイン・クラックルが判別しやすく，また小さい呼吸音も明瞭に聴こえる（図14）．

3）収録解析装置

- 日常臨床で簡単にできるのは，スマートフォンでの収録である．筆者が公開している音響収録・解析アプリ（Android 版 SmartLSA，iPhone 版 iSmartESA）を用いると収録，再生，解析までスマートフォン単独で行うことができる．
- 左右の肺野の比較を行う場合は，現時点ではスマートフォンのマイク入力はモノラルなので，パソコンかリニア PCM レコーダのマイク入力に L/R チャンネルを分けるコネクターを介してマイクを２本接続し，２チャンネル録音を行う[13]．この場合の解析は，パソコンで音響解析プログラムを用いる．
- さらに詳しい研究を行う場合は，パソコン接続用の８チャンネルまたは16チャンネルの AD コンバータに，マイクアンプを介してマイクを接続，多チャンネル同時測定を行いパソコンで解析する．この場合は可能なら口元でのフローセンサーの出力も同時収録し，呼吸位相，流速との関連を調べる[14]．

4）肺音収録手技

- 頸部気管音は音が強いので収録は容易である．これに対し胸壁上での肺音は弱く，聴診と同様にある程度大きな呼吸をしないと測定できないことが多い．パソコンかスマートフォンでスペクトログラムを確認しながら測定するのが確実な方法である．鼻から大きく吸い込むと鼻の鳴る音が入ってしまうので口をあけて口で呼吸をするほうがよい．また，呼吸の仕方（速さ，深さ）が肺音に影響するため，経時的に比較する場合は同じような呼吸の仕方での測定が望ましい．検者が掛け声をかけるとその声が肺音に重なって記録されるので，あらかじめ教示を与えておいて，途中で吸息・呼出などの指示が必要な場合は手ぶりで行う．

5）解析

- 基本的な解析はスペクトログラム表示で行う．まず呼吸音を同定し，正常呼吸音であるか，気管支呼吸音化はないかなどを評価する．次に縦線のクラックル，横線のウィーズなどがないかどうか，あれば呼吸位相との関連を調べる．また，必要に応じクラックルの時間軸波形解析（ファイン・クラックルかコース・クラックルか），呼吸音の周波数分布の解析などもスマートフォンアプリで簡単に行うことができる．

文献

1） Murphy RL et al：Visual lung-sound characterization by time-expanded wave-form analysis. N Engl J Med **296**：968-971, 1977

2） 工藤翔二ほか：サウンドスペクトログラフを用いた新たな肺音図法によるびまん性間質性線維化肺炎のラ音解析．日胸疾患会誌 **15**：775-783, 1977

3） 塩谷直久ほか：口腔から与えた正弦波音による呼吸器系の音響伝播の検討．日胸疾患会誌 **22**：125-130, 1984

4） Shykoff BE et al：Airflow and normal lung sounds. Am Rev Respir Dis **137**：872-876, 1988

5） Kraman SS：Determination of the site of production of respiratory sounds by subtraction phonopneumography. Am Rev Respir Dis **122**：303-309, 1980

6） Meslier N et al：Wheezes. Eur Respir J **8**：1942-1948, 1995

7） Munakata M et al：Spectral and waveform characteristics of fine and coarse crackles. Thorax **46**：651-657, 1991

8） Nath AR, Capel LH：Inspiratory crackles and mechanical events of breathing. Thorax **29**：695-698, 1974

9） Nath AR, Capel LH：Lung crackles in bronchiectasis. Thorax **35**：694-699, 1980

10） Charbonneau G et al：Basic techniques for respiratory sound analysis. Eur Respir Rev **10**：625-635, 2000

11） Melbye H et al：Wheezes, crackles and rhonchi：simplifying description of lung sounds increases the agreement on their classification：a study of 12 physicians' classification of lung sounds from video recordings. BMJ Open Respir Res **3**：e000136, 2016

12） 中野　博：肺音の収録と解析方法．肺聴診エキスパート，中野　博（編），リブロ・サイエンス，東京，p183-194, 2015

13） Adachi S et al：Lung sounds in children before and after respiratory physical therapy for right middle lobe atelectasis. PLoS One **11**：e0162538, 2016

14） Ishimatsu A et al：Breath sound intensity during tidal breathing in COPD patients. Intern Med **54**：1183-1191, 2015

終わりに

『この 1 冊からはじめる 肺聴診の手引き』，お読みになっていかがでしたか？何気なく聴いている聴診音に，ひとつでも「あぁ，そういうことだったのか」と気づきがあれば，著者のひとりとしてこれ以上の幸いはありません．

聴診器とともに歩んできた 200 年以上もの歴史をもつ肺聴診は，医師のみならずすべての医療者にとって，なくてはならない技術としてあり続けました．20 世紀に音の録音・再生が容易にできる時代になり，肺聴診で聴かれる様々な音を記録し分類することはできても，それらの音の発生メカニズムが解き明かされるには，さらに時間がかかりました．この 50 年間，呼吸生理学と音響科学を背景に，肺聴診は国際的な広がりをもって，科学に裏打ちされた肺聴診学へと発展し，今日の呼吸器診療に役立っています．

本書は，日本の肺聴診学をけん引してきたエキスパートによって執筆された，最新の知識をもとにした肺聴診の入門書というべきものです．

さらに勉強したい方のために，本書の執筆者によって書かれたお薦め参考書をご紹介します．

もう少し勉強したい方へ

〈本書執筆者によるお薦め参考書（発行日降順）〉

- 工藤翔二（著）：肺の音の不思議―歴史と科学から紐解く肺聴診，南江堂，2024 年 4 月
- 皿谷　健（著）：まるわかり！肺音聴診［Web 音源・動画付］―聴診ポイントから診断アプローチまで，南江堂，2020 年 4 月
- 米丸　亮 / 櫻井利江（編）：新装版 ナースのための Web 音源による呼吸音聴診トレーニング，南江堂，2019 年 5 月
- 長坂行雄（著）：スマホ・PC で聴ける！一番最初に読みたいナースのための肺の聴診，金芳堂，2016 年 12 月
- 中野　博（編著）：肺聴診エキスパート―視て，聴いて，自信がもてる，リブロ・サイエンス，2015 年 8 月
- 工藤翔二（監），工藤翔二，村田　朗，高瀬真人，長坂行雄，清川　浩，中野　博（著）：聴いて見て考える 肺の聴診【DVD 付き】，アトムス，2014 年 5 月
- 川城丈夫（監），川城丈夫，阿部　直，米丸　亮，菊池功次，清川　浩（著）：CD による聴診トレーニング 呼吸音編，第 2 版，南江堂，2011 年 9 月

終わりにあたって，本書の編集に尽力くださった平野萌様，松家智子様はじめ南江堂編集部の皆様に深謝します．

2025 年　春

工藤翔二

索引

和文

欧文

この1冊からはじめる　肺聴診の手引き［Web音源・動画付］

2025年4月15日　発行

編集者 肺音(呼吸音)研究会
発行者 小立健太
発行所 株式会社 南 江 堂
〒113-8410 東京都文京区本郷三丁目42番6号
☎(出版)03-3811-7198　(営業)03-3811-7239
ホームページ https://www.nankodo.co.jp/
印刷・製本 シナノ書籍印刷
組版 明昌堂
装丁 HON DESIGN

A Beginner's Guide to Lung Auscultation

Printed and Bound in Japan
ISBN978-4-524-21041-1

定価は表紙に表示してあります.
落丁・乱丁の場合はお取り替えいたします.
ご意見・お問い合わせはホームページまでお寄せください.